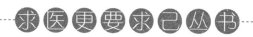

求医更要求己丛书

自我治疗
前列腺炎

主　编　柳　青　张冰梅

副主编　王　静　肖皓明　张凤莉

编　委　吕冬梅　王月卿　尉希超

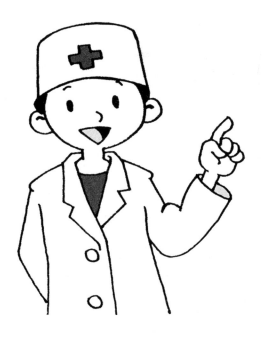

U0307582

中国中医药出版社
·北京·

图书在版编目（CIP）数据

自我治疗前列腺炎/柳青，张冰梅主编. —北京：
中国中医药出版社，2012.9（2021.1重印）

（求医更要求己丛书）

ISBN 978 – 7 – 5132 – 1020 – 1

Ⅰ.①自… Ⅱ.①柳… ②张… Ⅲ.①前列腺炎—
治疗 Ⅳ.①R697.05

中国版本图书馆 CIP 数据核字（2012）第 143443 号

中 国 中 医 药 出 版 社 出 版
北京经济技术开发区科创十三街 31 号院二区 8 号楼
邮政编码 100176
传真 010 64405721
三河市同力彩印有限公司印刷
各地新华书店经销

＊

开本 710×1000 1/16 印张 13 字数 239 千字
2012 年 9 月第 1 版 2021 年 1 月第 7 次印刷
书 号 ISBN 978 – 7 – 5132 – 1020 – 1

＊

定价 39.00 元
网址 www.cptcm.com

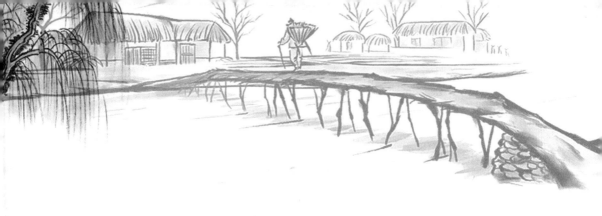

《求医更要求己丛书》
编委会

《求医更要求己丛书》
编写说明

　　进入 21 世纪以来，随着科学技术和社会经济的发展，人类疾病谱发生了巨大的改变，生活方式疾病、心身疾病代替感染性疾病跃居疾病谱前列。疾病的发生也由过去单一因素致病演变为多因素共同作用致病。这一转变开始引导医学界不只从纵深，也从更广的层面思考疾病，而各种化学药品带来的毒副作用更促使人们寻找自然、绿色的解决病痛的方式方法。两千多年前的中国医学典籍《黄帝内经》中说："言不可治者，未得其术也。"认为疾病治不好，是因为没有掌握正确的方法。"人之患，患病多；医之患，患道少。"意思是说病人担心患病多，而医生担忧治疗疾病的方法少。古人的这些话在今天依然对我们的临床有深刻的启发和指导意义。

　　与疾病作斗争不只是医生、护士的事，每一个病人、病人家属都应该参与，在医护人员的指导下，大家共同努力，才能有效地防病治病。尽管非医护人员的参与非常有限，但是这种参与非常重要。为了更好地使人们参与疾病的预防、治疗，我们密切结合临床，查阅大量资料，编写了这套《求医更要求己丛书》，将传统医学中的按摩、拔罐、刮痧、熏洗、艾灸、手疗、足疗、耳疗、药物、贴敷、食疗以及现代医学中的运动、音乐、心理调护的治病方法介绍给读者，为患者提供更多自我治疗的途径，突出其自然性、实用性，使读者易读、易懂、易掌握，在家中就可进行自我治疗，充分发挥患者主观能动性，为患者开辟自我康复的新天地，希望能对患者有所裨益。

王海泉

于山东省立医院

2012 年 8 月

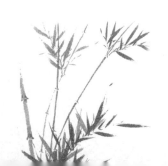

目　录

第一章　认识前列腺炎

什么是前列腺炎

现在医疗市场上有关前列腺炎的宣传铺天盖地，鱼目混珠，加之一些医疗广告的误导，让人难辨真伪，产生误区。有人认为前列腺炎跟前列腺增生症是一回事，有人认为只有抗生素才能治好前列腺炎，还有的人认为前列腺炎不能治愈，更有的人认为前列腺炎有传染性，甚至有的人认为前列腺炎是性病。那么，前列腺炎究竟是一种什么样的疾病？应该如何看待和处理它？下面我们就来揭开它的庐山真面目。

一、什么是前列腺炎

要了解前列腺炎，首先得知道什么是前列腺。前列腺是男性生殖器官中最大的一个附属性腺，它的底部横径 4 厘米，纵径 3 厘米，前后径 2 厘米。外形像个圆锥体，有人形容为栗子样。它所分泌的前列腺液，是精液的重要组成部分。前列腺与身体其他脏器一样，也会生病，也会带给男性不少的麻烦。其中，最常见的就是前列腺炎。而所谓前列腺炎，就是指前列腺非特异性感染所致的急性或慢性炎症，它可以引起局部和全身症状。一般分为急性细菌性前列腺炎、慢性细菌性前列腺炎、非细菌性前列腺炎和前列腺痛。据统计，20 岁以上的男性，31%～40%患有慢性前列腺炎，泌尿科门诊疾病的1/4为前列腺炎。

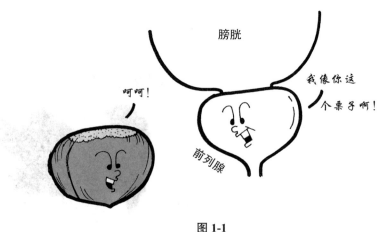

图 1-1

在中医学文献中，未曾提及"前列腺炎"这一病名，但根据急性期病人自感会阴部坠胀疼痛，小便不利，脓肿形成后脓液可以从会阴部流出，溃破后如损及尿道，小便可由疮口流出等症状，似属中医所称的悬痈。慢性期出现的各种表现，则属中医"肾虚"范畴。从前列腺炎所表现的各种临床症状看，似与历代中医古籍中提及的淋（膏淋、劳淋、气淋）、浊（白浊、赤浊、精浊）、肾虚、腰痛、阳痿、遗精、白淫等病证有关。作为中医四大经典著作之一的《黄帝内经》云："诸转反戾，水液浑浊，皆属于热。""思想无穷，所愿不得，意淫于外，入房太甚，宗筋弛纵，发为筋痿，及为白淫。"

二、前列腺炎的常见症状

1.急性前列腺炎 发病急，有全身感染征象或脓毒血症表现，高热，尿频，尿急，尿痛，尿道痛，会阴部和耻骨上疼痛，直肠胀满，排便困难，有时可因膀胱颈部水肿、痉挛导致排尿困难，甚至尿潴留。

2.慢性前列腺炎 病人症状表现相差很大，常见的症状有：

（1）疼痛：后尿道可有烧灼感、蚁行感，会阴部、肛门部疼痛可放射至腰骶部、腹股沟、耻骨上区、阴茎、睾丸等，偶可向腹部放射。

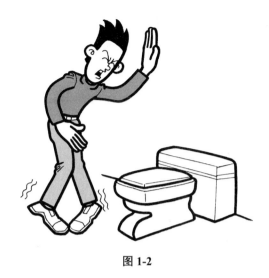

图 1-2

（2）泌尿系症状：炎症累及尿道，病人可有轻度尿频、尿急、尿痛，个别病人尚可出现终末血尿，清晨排尿之前或大便时尿道口可有黏液或脓性分泌物排出。

（3）性功能障碍：表现为性欲减退、性交痛、阳痿、血精。

（4）神经衰弱症状：心情忧郁、乏力、失眠等。

（5）继发症状：可出现结膜炎、虹膜炎、关节炎、神经炎等。

需要指出的是，前列腺炎病人可以症状明显，迁延不愈，可以引起持续或反复发作的泌尿生殖系感染，也可以全无症状。

由于前列腺位于膀胱颈的下方，包绕着膀胱口与尿道结合部位，尿道的这部分因此被称为"尿道前列腺部"，即是说前列腺中间形成的管道构成尿道的上口部分。可以这样说，前列腺扼守着尿道上口，前列腺有病时，排尿首先受影响的道理就在于此。由于前列腺与排尿紧密相关，前列腺的分泌物——前列腺液又是精液的组成部分，因此，前列腺的病变特别容易使患者敏感和担心。不难想象，如果一位病人解小便时，站立了很长时间，依然解不出来，那将会对他的生活、工作、精神带来多么大的消极影响！

另外，前列腺疾病可导致不育。由于前列腺液有问题，精子存活率不高，导致精子数量减少，引起久婚不育。其次，前列腺疾病容易引起提早射精、遗精、血精、性欲减退、丧失生理功能。慢性前列腺炎如不及时治疗可能会转变成前列腺肿瘤，到这个时候治疗更难，危害生命的可能性更大。

三、前列腺炎治疗概述

目前，治疗前列腺炎的方法非常多，大体上可以分为内治法和外治法两大类。

内治法包括西药治疗和中医治疗。在治疗急性前列腺炎以及特异性感染的前列腺炎（例如淋病性前列腺炎、衣原体性前列腺炎、念珠菌性前列腺炎等）方面，西药的治疗效果比较显著，能够有效地杀灭病原体，控制病情。而另一方面，由于大多数慢性前列腺炎的病因尚不完全清楚，加之前列腺组织的外面有一层很厚的包膜，它形成了血液和前列腺组织之间的屏障，药物很难通过，或者说即便通过了，所剩的浓度也很低了，最终，西药的实际作用大打折扣，治疗效果并不甚满意。并且有疗程长、副作用多等缺点。中医中药治疗慢性前列腺炎有明显的特色和优势，尤其是原因不明、非特异性感染的病人，经过正确的辨证论治，或者综合治疗，多数能够明显好转或治愈。对于临床症状比较明显的病人，中医中药也有独特的疗效。对于急性前列腺炎及特异性感染的病人，用中西医结合的方法，能够比较迅速地控制感染，改善临床症状，提高治愈率。但是，有关专家指出，中医药治疗前列腺炎存在着一些问题，例如疗程偏长，部分病人的疗效欠佳，缺乏特别有效而且使用方便的中成药等。

> **小知识**
>
> ### 巧排残余尿
>
> 尿液若排不尽，易诱发尿路感染，成为患病的一大祸根。如何才能将残余尿排尽呢？专家推荐以下技巧：
>
> 解完小便后，用手指在阴囊与肛门之间的会阴部位挤压一下。这样不仅能排出残余尿，而且对患有前列腺炎的人颇有好处。
>
> 勤做提肛动作，以增强会阴部肌肉和尿道肌肉的收缩力，可以促使残余尿尽快排出。

外治法有许多种，并且各有特色。例如针灸疗法、前列腺按摩疗法、坐浴疗法、前列腺注射疗法、敷脐疗法、中药汤剂保留灌肠和中药栓剂塞肛疗法、经尿道注药法、物理疗法（如超短波治疗、微波治疗、激光治疗、中波治疗、直流电药物离子导入疗法、电兴奋疗法、磁场疗法、经络场平衡疗法等）、挑刺疗法等。在以上治疗方法中，有的治疗效果明显，有的仅起到辅助治疗的作用，有的治疗效果并不确切，所以，在采用外治疗法时，必须在医生的指导下有选择性地进行治疗，严格掌握适应证。

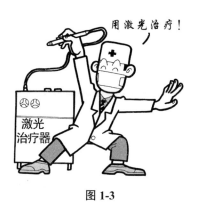

图 1-3

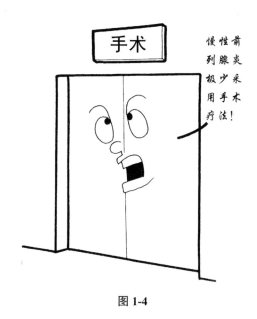

图 1-4

　　另外，还有手术疗法。急性细菌性前列腺炎合并前列腺脓肿时，必须切开引流排脓。慢性前列腺炎极少采用手术疗法。

　　事实上，在如此多的治疗方法中，并没有一种方法可以普遍而有效地治疗前列腺炎。不过随着人类对于前列腺炎的重视和不断深入的研究，相信在不久的将来，前列腺疾病最终也将被攻克，众多男科医生和前列腺炎患者也会重展笑颜。

前列腺炎的病因病理

一、细菌性前列腺炎的病因病理

1.急性前列腺炎　医学家们通过研究急性细菌性前列腺炎发现，近年来，大肠杆菌、链球菌、金黄色葡萄球菌、类白喉杆菌、绿脓杆菌、变形杆菌、克雷白杆菌已成为该病的主要致病菌。其中，最容易引起急性细菌性前列腺炎的病菌是大肠杆菌，约占80%，其次是产气杆菌、变形杆菌等其他一些细菌，约占20%。

懒惰一家

有一个家庭，全家人都非常懒惰。爸爸叫妈妈做家务事，妈妈不想做，就叫大姐做，大姐也不想做，就叫妹妹做，但是妹妹也不想做，就叫小狗做。

一天，家里来了一个客人发现小狗在做家务事，很惊讶，问小狗："你会做家事呀？"小狗就说："他们都不做叫我做呀！"客人更惊讶："你会说话？"小狗："嘘！小声点！要是他们知道我会说话，又会叫我去接电话！"

主要病因有：

（1）淋菌性尿道炎时，细菌经前列腺管进入前列腺体内引起炎症。

（2）前列腺增生和结石使前列腺部尿道变形、弯曲、充血，失去对非致病菌的免疫力而发生前列腺炎。

（3）尿道器械应用时带入细菌或上尿路炎症细菌下行，导致前列腺感染。

与此同时，疲劳、感冒、受凉、过度饮酒、性生活不正常、会阴损伤及痔内注射药物往往成为急性细菌性前列腺的诱发因素。

在病理上，急性细菌性前列腺炎表现为遍及全腺体的炎症，腺体及基质内均有大量

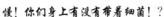

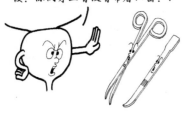

图1-5

中性粒细胞浸润，可发生局限坏死并形成脓肿。根据急性细菌性前列腺炎的发展，病理可分为三期：

（1）充血期：前列腺腺泡及后尿道充血、水肿，中性粒细胞浸润，腺管内的脱屑及细胞碎片凝结成块，表现为部分或整个腺体的炎症反应。

（2）小泡期：腺管内及基质充血、水肿更明显，有淋巴细胞、浆细胞及巨噬细胞浸润，可形成微小的脓肿。

（3）实质期：微小脓肿侵入实质及周围基质，可融合形成大的脓肿。

2.慢性前列腺炎　慢性细菌性前列腺炎的发病原因，目前能够明确的有以下几种：

（1）急性炎症病变严重或未予彻底治疗而转为慢性细菌性前列腺炎。

（2）急性尿路感染未治愈而蔓延为慢性细菌性前列腺炎。

（3）邻近病变经淋巴途径蔓延至前列腺发生慢性细菌性前列腺炎。

（4）性交过频、前列腺充血、下尿路梗阻或炎症、会阴及尿道损伤后诱发慢性细菌性前列腺炎。

（5）全身其他部位病灶经血行感染影响前列腺而导致慢性细菌性前列腺炎。

（6）其他原因如前列腺增生和前列腺肿瘤时也可合并感染。

其中，尿道炎直接蔓延是引起慢性细菌性前列腺炎的主要途径。

在病理上，慢性细菌性前列腺炎表现为慢性局限性病变，多见于一条腺管或一部分腺泡发生炎症改变。与急性前列腺炎相比炎症反应较轻，常无特异性改变，可见管腔扩大，内有白细胞及其分泌物。基质内可见散在的中性粒细胞、淋巴细胞、浆细胞浸润。前列腺管腔内可找到前列腺结石，主要成分为磷灰石，结石中心可有细菌。

二、非细菌性前列腺炎的病因病理

非细菌性前列腺炎发病率较高，约占前列腺炎的90%，但病因不明。近年研究表明，非细菌性前列腺炎是由于诸多因素（日常生活习惯、行为、饮食等）单一或联合造成的。

1.不规律的性生活　有节制、有规律的性生活或适度的手淫，定期排放前列腺液，可以缓解前列腺的胀满感，促进前列腺液的不断更新，有助于前列腺功能的正常发挥和前列腺功能异常患者的康复。但过度的性生活容易使前列腺组织出现功能紊乱，造成前列腺主动或被动充血，这常常也是前列腺组织损伤与前列腺炎的诱发因素，

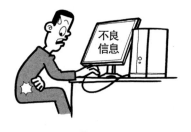

图 1-6

并可使已经患有前列腺炎的患者治疗效果大打折扣。

2.酗酒和食用大量辛辣食物　辛辣食品不是前列腺炎的直接病因，但是酒类、辣椒等辛辣食品对前列腺和尿道具有刺激作用，食用后可出现短暂的或伴随排尿过程的尿道不适或灼热症状，并且能够引起前列腺的血管扩张、水肿或导致前列腺的抵抗力降低。但也并不是所有食用者都发生前列腺炎。我国北方地区气候严寒，人们喜欢饮用烈酒，而一些地区居民喜欢食用辣椒，也未见前列腺炎较其他地区高发，关键是要掌握一个"度"的问题，并且对具体的个人要遵循个体化的原则。

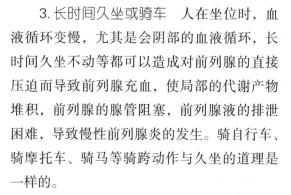

图 1-7

3.长时间久坐或骑车　人在坐位时，血液循环变慢，尤其是会阴部的血液循环，长时间久坐不动等都可以造成对前列腺的直接压迫而导致前列腺充血，使局部的代谢产物堆积，前列腺的腺管阻塞，前列腺液的排泄困难，导致慢性前列腺炎的发生。骑自行车、骑摩托车、骑马等骑跨动作与久坐的道理是一样的。

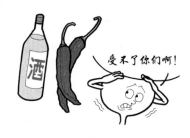

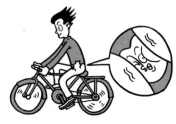

图 1-8

4.天气骤冷或不注意保暖　局部温暖的环境，可使前列腺和精道内的压力减少，平滑肌纤维松弛，减少出口的阻力，使前列腺的引流通畅。保暖还可以减少肌肉组织的收缩，改善机体组织的含氧量，充血水肿状态容易得到恢复。受凉后，人体处于应激状态，使尿道内压增加，妨碍前列腺液的排泄，产生淤积而充血。受凉后还可以削弱局部的抗感染免疫功能，使感染容易发生。

5.尿液刺激　医学上称尿液刺激为化学因素。尿液中含有多种化学物质，当病人局部神经内分泌失调，引起后尿道压力过高、前列腺管开口处损伤时，就会使尿酸等刺激性化学物质反流进入前列腺内，诱发非细菌性前列腺炎。

小知识
前列腺炎治愈后仍有不舒服症状的原因

　　有相当部分细菌性前列腺炎患者经过治疗后，虽然其前列腺内的病原体已经完全消失，各项检查都恢复正常，但仍然可以出现间歇性会阴部或前列腺区域不适或疼痛的症状。通常与炎症所致的组织或神经损伤、前列腺组织的纤维化和瘢痕形成、前列腺结石等因素有关，而绝非是由于仍然存在病原体所致。

6.焦虑、抑郁、恐惧　专家发现，50%的非细菌性前列腺炎病人有焦虑、抑郁、恐惧、悲观等过度紧张的症状。而伴有疼痛及神经衰弱的前列腺病人常常过于夸大躯体的不适和疼痛，自觉症状往往大于实际病情，这种情况被称为"紧张性前列腺炎"。而心理因素又与年龄的大小有关，年轻患者精神负担明显重于年龄大的患者，这种情况往往直接影响到药物治疗的效果。

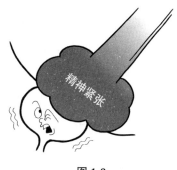

图 1-9

7.免疫性因素、过敏反应　研究表明，非细菌性前列腺炎与自身免疫因素有一定关系。有专家曾在一些关节炎病人的身上发现"抗前列腺抗体"的存在。这类病人往往是因先天或后天免疫缺陷而产生抗前列腺抗体，从而导致前列腺组织损伤。如果患者经过检查没有发现细菌、病毒、支原体感染的证据，可考虑免疫性因素的存在。临床上发现，对某种病毒的过敏反应也可导致炎症。特别是某些机体抵抗力低下的患者，对病毒的敏感性较高，易诱发非细菌性前列腺炎。

从病理学角度来看，由于病情轻重不一，病程长短不同，患病后的前列腺变化也有差异。一般说来，非细菌性前列腺炎的病理表现是非特异性的，炎症反应比较局限且不明显。前列腺腺泡内及其周围有不同程度的浆细胞、巨噬细胞和区域性淋巴细胞集聚，腺叶中纤维组织增生明显。部分病人因腺管被脓性物及脱落的上皮细胞阻塞，炎性前列腺液因引流不畅而潴留，腺泡继而扩张，分泌腺液的功能减退。同时，盆底肌群（肛提肌、梨状肌等）功能紊乱，进一步引起前列腺内尿液逆流。直肠指诊触及前列腺时，有柔韧感。如果前列腺纤维化较重，腺体可萎缩，且可延及后尿道，使膀胱颈硬化，造成尿流细慢费力。精囊及输精管壶腹同时也有慢性炎症变化，壁层增厚，周围有纤维组织增生。

三、前列腺痛的病因病理

前列腺痛病人有前列腺炎的症状，但无确切的泌尿系感染病史，细菌培养无感染性致病菌，且具有正常的前列腺液。膀胱镜检查时，可发现轻微至中度膀胱颈梗阻，膀胱呈梗阻性改变。尿流动力学监测发现，多数病人膀胱颈部和前列腺部尿道发生痉挛，导致该部位功能失常。当这些病人排尿时，外部尿道括约肌的正常松弛很典型，很少发现非抑制性膀胱收缩。由此可以知道，前列腺痛病人在神经学方面的检查是正常的，这也提示该病在尿流动力学上的表现是后天性功能失调所致。

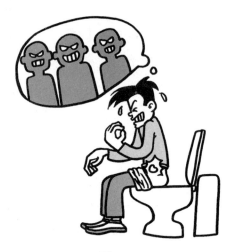

图 1-10

某些前列腺痛病人主要表现为骨盆底部的肌肉疼痛，这些症状通常被认为是由盆底部的骨骼肌收缩和挛缩引起的。盆腔的疼痛和不适与久坐、长跑、长途骑车、痔疮或其他能导致会阴部肌肉疲劳的活动有关。医生在对前列腺痛病人进行直肠指诊时多能发现，病人的不适来自对肛门和前列腺周围肌腱和肌肉的触摸，而不是前列腺本身的触痛。

多数前列腺痛病人都经历过不同程度的精神伤害及社会心理方面的异常。许多临床医生认为，精神因素在前列腺痛病因学中的作用十分重要，而药物治疗失败对某些前列腺痛病人来说，无疑也是一种情绪干扰。

除了常见的细菌性前列腺炎、非细菌性前列腺炎、前列腺痛以外，还有非特异性肉芽肿性前列腺炎、结核性前列腺炎、淋球菌性前列腺炎以及真菌性前列腺炎等，临床上并不多见，在此不作详述。

前列腺炎的诊断与分类

一、前列腺炎的诊断

1.急性细菌性前列腺炎的诊断　目前，对于典型的急性细菌性前列腺炎的诊断并不困难，主要依据病史、症状、直肠指诊及血、尿常规检查来进行诊断。诊断的主要内容包括：

（1）病史：发病前是否有过全身其他部位的感染病灶，如有无皮肤化脓性感染、上呼吸道感染或急性尿道炎病史，以及有无尿道器械操作病史。

（2）症状：起病急骤，全身症状有高热、寒战、厌食、乏力等，局部症状有尿频、尿急、尿痛及直肠刺激症状。

（3）实验室检查：血白细胞一般在 1.5 万 ~ 2 万 / 立方毫米，明显核左移。尿镜检可见大量白细胞及脓细胞，尿 pH > 7。尿三杯试验：第一杯有碎屑及脓尿，第二杯常较清晰，第三杯混浊，有碎屑及上皮细胞。尿道分泌物检查及细菌培养可以发现致病菌。前列腺液为稠厚脓性分泌物，光镜下可发现大量白细胞、巨噬细胞以及大量的脂肪滴。细菌培养可发现大量致病

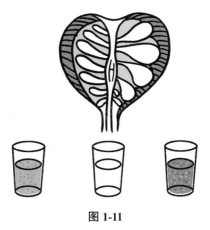

图 1-11

菌，涂片染色常可找到大量白细胞和细菌。

（4）直肠指诊：①充血期：前列腺可正常或稍大，有张力，一叶或两叶局部不规则，触痛剧烈；②小泡期：前列腺有小硬结，或整个腺体肿大，质软有弹性，压痛阳性。③实质期：前列腺明显增大，质硬，张力大，压痛明显，局部也可摸到柔软区，轻压时有脓液排出。

2.慢性细菌性前列腺炎的诊断　慢性细菌性前列腺炎的临床表现各异，多数病人诉说有轻微尿道刺激症状，如尿频、尿急、排尿不爽以及会阴、小腹、腰骶、阴囊、阴茎、大腿内侧痛或不适，或有射精痛和血精。前列腺中细菌的持续存在是男性反复发作尿路感染的常见原因，是慢性细菌性前列腺炎所特有的。多数患者可以没有急性细菌性前列腺炎病史，甚至某些病人偶然发现无症状菌尿后，才发现自己患了慢性细菌性前列腺炎。

慢性细菌性前列腺炎的诊断除根据上述一般临床症状外，主要应符合以下两项，如果缺少一项，诊断不能成立：①反复尿路感染；②男性下尿路细菌定位培养阳性，有致病菌，并且经过反复培养后，菌种不变。

3.无菌性前列腺炎的诊断　无菌性前列腺炎的诊断相对来讲，比较复杂。部分病人可毫无症状，或具有慢性细菌性前列腺炎的症状，并且在前列腺按出液中有过多的白细胞以及含脂肪的巨噬细胞，电镜下的图像与慢性细菌性前列腺炎相似，但没有被查证的反复发作的尿道感染史，或者前列腺定位培养致病菌为阴性。病人可有种类繁多的与生殖器有关的症状，如沿阴茎、尿道或在睾丸、阴囊部产生疼痛不适或有作痒、灼热等感觉；或有射精痛；或有肌肉骨骼系统症状，如腰骶痛、会阴痛或不适、直肠痛、沿大腿内侧痛等；或有尿频、尿急、排尿时灼热感，但大多数病人夜尿次数正常；或有小腹不适；或有排尿延迟，尿流量降低，其尿流率主要表现为平均尿流时间相对延长；或有性欲下降、阳痿、早泄等症状。

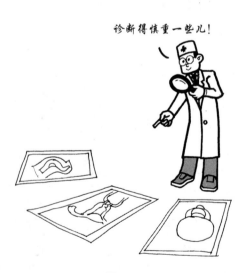

诊断得慎重一些儿！

图 1-12

根据临床症状，加上以下特点可以作出明确诊断：

（1）前列腺按出液中，白细胞计数在每高倍视野中大于 10 个。但应认识如下实际情况，在非细菌性前列腺炎病人中，前列腺按出液逐滴镜检提示，前列腺按出液常常不是均值，如每次仅选验一滴，镜检报告白细胞计数多少还不足以证明病人非感染性炎症的进退，经多次反复检查才有意义。另外，正常男性前列腺按出液中的白细胞可能偏高，如性交后，受到性活动的刺激，前列腺按出液中白细胞计数可能上升到每视野 20 个，并可以持续 2 ～ 3 天。这也是前列腺液镜检必须在禁欲至少 5 天后采集标本的原因。

小知识

前列腺炎与淋病鉴别

前列腺炎也可出现尿频、尿急、尿痛，但无脓尿。慢性前列腺炎于尿终末尿道口有白色渗液，而慢性淋病在尿初见白色黏液。前列腺炎多会有会阴部胀痛不适。

（2）无反复发作的泌尿道感染史，或前列腺按出液中无致病菌存在。

（3）前列腺直肠指诊检查分类：

1）腺管阻塞：整个腺体饱满，按摩腺体时，可按出少量前列腺液，也可无腺液按出，前列腺按出液中白细胞计数中度升高，按摩时有轻微压痛。

2）炎性腺液潴留：腺体饱满，可以按出大量腺液，按后腺体松弛，腺液中白细胞含量明显升高，伴随以膀胱刺激症状为主的临床表现。

3）被膜平滑肌收缩乏力：腺体饱满，前列腺按出液量多，按后腺体松弛，腺液中白细胞含量接近正常或轻度升高。

4）腺液分泌不足：按摩前列腺时，手有松感，或小，很少有前列腺液被按出，伴随以性欲减退为特征的临床表现。

3.前列腺痛的诊断　前列腺痛病人具有非细菌性前列腺炎的某些症状，亦无尿道感染史。该病表现为：尿流不正常，包括尿流迟缓、尿流间断、淋沥不净；尿流图可见齿型波，尿流量减少；尿道刺激征，包括尿频、尿急和夜尿多；疼痛不适，以会阴、腹股沟、睾丸、腰骶、小腹近耻骨处为主，阴茎和尿道更为突出。典型者可因排尿、排便或射精而明显加重，甚至伴有射精痛。

对于前列腺痛，可根据以上表现作出初步诊断。客观检查有以下特征：

（1）前列腺按出液正常。

（2）尿流率检查见尿流图呈斜型，伴齿型波，平均尿流率的改变比较明显，而最大尿流率一般正常。

（3）膀胱镜检查时，可发现中、轻度的膀胱颈梗阻和膀胱小梁形成。

（4）病程较长的病人在做前列腺 B 超时，可以发现明显的残余尿，但前列腺正常。

二、前列腺炎的分类

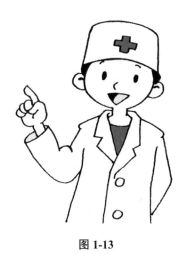

图 1-13

科学的分类不仅有利于对疾病的研究，也有利于对疾病的诊断、治疗和预防。

但是，到目前为止还没有针对前列腺炎的为绝大多数学者所完全接受的分类方法。近二十多年来，临床上最常见、最普遍的是以细菌培养的"四杯法"为基础的传统分类方法，即将前列腺炎划分为急性细菌性前列腺炎、慢性细菌性前列腺炎、非细菌性前列腺炎和前列腺痛四个类型。这一方法也是本书所主要采用的方法。

另外，还有几种比较传统的分类方法可以将前列腺炎分为不同的类型：

1. 根据病人的发病过程和临床表现，可将前列腺炎分为急性前列腺炎与慢性前列腺炎。

2. 根据病原学的不同，可分为细菌性前列腺炎、非细菌性前列腺炎、淋菌性前列腺炎、真菌性前列腺炎和滴虫性前列腺炎等。

3. 根据前列腺的病理变化，可分为特异性前列腺炎与非特异性前列腺炎。

上述的分类方法尽管已经沿用了多年，由于不够精确而影响了对这一疾病的诊断、治疗和疗效评估。许多医生认为，多数前列腺炎病人的临床症状与前列腺根本没有任何关系，医生和病人都被这种分类方法所困扰，尤其是对于前列腺痛的诊断。

现代医学提出了前列腺炎综合征（PS）的概念，指的是细菌性前列腺炎、非细菌性前列腺炎、前列腺痛以及多种非前列腺疾病，如膀胱颈部病变、间质性膀胱炎、精囊疾病、尿道疾病等。由于它们具有与前列腺异常相关的症状和临床表现而将其归为一类疾病。这一概念的提出，拓宽了该病的研究范围，使许多学者开始重新思考对前列腺炎的认识。

1995 年，美国国立卫生研究院（NIH）在过去综合分类的基础上，对前列腺炎进行了重新分类，并在流行病学、病原学、病理发生学和治疗方法上都有了重大的突破，重新燃起了人们对该病研究的极大热情，并获得了众多学者的认同，建议推广使用。新的分类方法将前列腺炎划分为：

Ⅰ型：急性细菌性前列腺炎。由急性细菌感染引起，起病急，病情重，有全身症状，前列腺液检查有大量的白细胞、脓细胞，细菌培养示阳性。

Ⅱ型：慢性细菌性前列腺炎。由慢性细菌感染引起，85% 由大肠杆菌引起，病程长，易反复发作，前列腺液检查阳性，细菌培养阳性。

Ⅲ型：慢性非细菌性前列腺炎（慢性骨盆疼痛综合征）。指盆腔区域的疼痛或不适（至少 3 个月），伴随各种排尿和性生活方面的症状。进一步分为 A 型和 B 型。

Ⅲ A 型：炎症性的慢性盆腔疼痛综合征。可能与支原体、衣原体感染有关，病程较长，治疗有一定难度，前列腺液检查阳性，细菌培养阴性。

Ⅲ B 型：非炎症性的慢性盆腔疼痛综合征或前列腺痛。病因不明，病人有自觉症状，前列腺液检查阴性，细菌培养阴性。

Ⅳ型：无症状的慢性前列腺炎。病人无明显自觉症状，往往在体检时才被发现，前列腺液检查阴性，细菌培养阴性。

前列腺炎的西医治疗

前列腺疾病被医学界称之为"不是癌症的癌症"，前列腺炎就是这类"癌症"中的一种，如果得了这种病，痛苦大，根治难，医治方法不当或疗效不好，容易出现各种并发症，直接影响人们的生活质量和身体健康。所以在日常生活中必须积极预防，及早发现，及时治疗。

一、急性细菌性前列腺炎的西医治疗

在完成采集必要的尿和血培养标本后，应立即给予抗菌药物治疗。初期静脉滴注、肌肉注射，后期口服。

如果治疗初期细菌培养未及时回报或无条件时，应及时选用足量、高效的广谱抗菌药物，以控制病情发展。目前多用头孢类抗生素，临床可用伏乐新，每次 1.5 克，每日 2 次，溶于 100 毫升液体中静脉滴注。或用先锋 V 号，每次 2 克，每日 2 次，静脉滴注。

对于不适宜应用此类药物的病人，可用磺胺甲基异噁唑（SMZ）与磺胺增效剂（TMP）的复合片剂，如复方新诺明，因在前列腺中能达到较高浓度，可为口服的首选药物。用法：口服，每日 2 次，每次 2 片（每片含 SMZ400 毫克，TMP80 毫克）。经治疗若细菌对该药敏感，症状好转者，可连续口服 30 天，以防转变为慢性。

对于不能应用复方新诺明的病人，可用庆大霉素每天 3 ~ 5 毫克 / 千克，或妥布霉素每天 3 毫克 / 千克，分 3 次肌肉注射，再加氨苄青霉素 1 克静脉点滴，每 6 小时一次，应用 1 周。1 周后，根据细菌培养和药敏试验选药，病情好转可改用口服药物如氟哌酸，继续治疗 30 天。

二、慢性细菌性前列腺炎的西医治疗

目前医生较常采用的方案有：

1. 中、长程抗生素治疗方案　以下方法可任选一种。

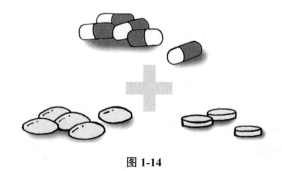

图 1-14

（1）复方新诺明：临床上过去常用此药，每次2片，每日2次，用药至少4周。据报道，疗效欠佳，主要因为前列腺炎患者的前列腺液pH值增高（＞8），影响药物透入，前列腺内药物达不到杀菌浓度，故应长时间应用，以期前列腺液pH值逐渐下降而显效。

（2）红霉素与卡那霉素联用：红霉素有较强的穿透前列腺上皮的能力，且能在酸性环境中离解为非脂溶性状态，从而不返回血浆而在前列腺内保持较高药物浓度，此药对金黄色葡萄球菌、链球菌均高度敏感，但对革兰染色阴性杆菌无效。卡那霉素虽仅有少量进入前列腺，但对金黄色葡萄球菌、大肠杆菌均高度敏感，故有协同作用。用法：红霉素2片（0.2克），每日4次口服，卡那霉素0.5克，每日2次，肌注，连续10天后，改用复方新诺明2片，每日2次，共10天，最后再用红霉素加卡那霉素10天，总共30天。

（3）利福平与TMP联用：每日口服利福平3～4片（450～600毫克），磺胺增效剂200毫克，服用15天，改为利福平300毫克，磺胺增效剂100毫克，服用105天，标准疗程4个月，其缺点为利福平对肝有毒性，故应定期检查肝功能。

小知识

尿急是指排尿有急迫感，迫不及待，不易控制。多见于膀胱炎、尿道炎、前列腺炎、前列腺增生等，亦可见于膀胱结石、膀胱癌或其他异物刺激等。此外，如仅有尿急而无尿痛者，多属精神因素，每因迫不及待而出现尿失禁。尿急常伴有尿频，但尿频并不一定伴有尿急。

（4）新型喹诺酮类：氟哌酸、环丙氟哌酸、氟嗪酸等，按常规用量用法，疗程以2周以上为宜。

（5）美满霉素：成人每次100毫克，每日2次，连用4～6周为一疗程。

2.低剂量抗生素维持疗法　适用于中、长程抗生素治疗失败者。应用时，为保证无症状、无菌尿，可根据病人的实际情况，选用最低有效维持量。例如：复方新诺明1片，口服，每日1次，逐渐减少至1/2片，口服，每3天1次。

尽管长期使用上述抗生素，慢性前列腺炎的治疗失败率仍可达30%～40%。需要强调的是，现在泌尿科门诊性病患者明显增加，以淋球菌及支原体、衣原体单独或混合感染多见，所以，性病后引起的前列腺炎用药应以头孢三嗪与红霉素类联合用药，且疗程至少2周。

3.前列腺注射疗法

（1）局部注射疗法：患者术前排便，取胸膝位于治疗台上，局部消毒，术者以左手食指探入直肠腔，确定病变部位，右手持已吸好药液的注射器，针头先在左侧距肛门口上缘3～4厘米处穿刺，进入皮下后，以左手食指引导绕直肠壁外，达前列腺病变部位，回吸确认无出血后，缓慢注射药液，一般不超过5毫升。同样步骤下次注射右侧病变部位，交替进行。一般每周注射1～2次，10次为一疗程，如一疗程未愈，可连续治疗2～3个疗程。

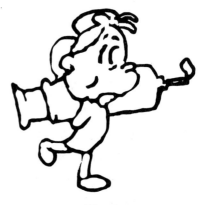

图1-15

用于前列腺注射的药物原则上是能静脉注射的抗生素，如庆大霉素、卡那霉素、先锋霉素、头孢菌素等单用或联合应用。此种疗法临床上对顽固性、难治性慢性前列腺炎及后尿道炎有一定治疗价值，其缺点是有时可能引起血尿及前列腺硬化等并发症。

（2）前列腺周围封闭疗法：如果青、链霉素及普鲁卡因皮试阴性，可用普鲁卡因加青霉素或链霉素做前列腺周围封闭。前列腺局部纤维化显著者，可加用醋酸氢化可的松25毫克。

需要指出的是，前列腺注射疗法较其他疗法有一定风险，应慎重选用，且穿刺注射不宜超过1周1～2次，疗程也最好控制在1～2个月。

4.三囊五腔硅橡胶导管注药疗法

（1）注药方法：导管插入尿道，囊孔处对着前列腺管开口，先充气囊，使后尿道口及前列腺开口远端尿道都封闭起来，再注药，可每次注入药液10毫升，过20分钟左右，再注入药液10毫升，反复3～4次。或注药10毫升后再用注射器抽出，重复多次，直至抽出液混浊为止。

（2）注射药物：可视药敏情况而定，选择抗生素种类不宜统一。同一病人第一疗程效果不理想时，应调换抗生素。一般配制处方是：所选抗生素适量加入地塞米松 5 毫克，与 10 毫升生理盐水混合，即为一个药物剂量。根据患者病情和耐受能力，每次可注入 2 ~ 3 个药物剂量。

（3）适应证：病程较久、症状明显、顽固的细菌性前列腺炎，或无菌性前列腺炎。

（4）疗效：从报道资料来看，此疗法治愈好转率为 80%。

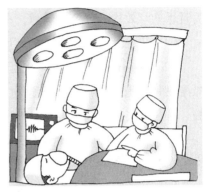

图 1-16

（5）注意事项：①气囊打气不宜过多，以防出血。②注药时压力不宜过大。③操作过程，注意无菌操作。④个别患者尿道刺激反应较大，可先行尿道表面麻醉后再置管治疗。

5. 手术疗法　对于难治的慢性细菌性前列腺炎，伴有其他病理改变者，如高龄病人伴有感染的前列腺结石，或前列腺增生时，可以考虑手术治疗。

三、非细菌性前列腺炎的西医治疗

1. 解痉、镇痛

（1）普鲁本辛 15 毫克，每日 3 次，口服。

（2）消炎痛 25 毫克，每日 3 次，口服；或消炎痛栓 50 毫克，纳入肛门，每日 1 ~ 2 次。

（3）盐酸黄酮哌酯 200 ~ 400 毫克，每日 3 次，口服。

> **开心一乐**
>
> 　　大熊猫生日，吹灭生日蜡烛后，朋友们问它许了什么愿望。大熊猫回答说："我这辈子有两个最大的愿望，一个是希望能把我的黑眼圈治好，还有一个嘛！就是希望我也能照张彩色照片。"

2. 抗感染治疗　一般认为抗生素对于非细菌性前列腺炎的治疗无效，也没有指征。对于怀疑为支原体、衣原体感染者，可以试用以下任何一种药物：

（1）土霉素 500 毫克，每日 4 次，口服 3 周。

（2）红霉素 500 毫克，每日 4 次，口服 3 周。

3.三囊五腔硅橡胶导管注药疗法　详见"慢性细菌性前列腺炎的西医治疗"。

4.经骶管注药疗法　有学者报道采用经骶管注药治疗慢性前列腺炎，认为近远期疗效均十分令人满意，在此略作介绍。

（1）方法：采用骶管（骶部硬膜外腔）注射给药法。

（2）注射部位及方法：在骶裂处用 6 号半肌肉注射针头垂直进针，穿过骶尾韧带时有突破感，回吸无血液，注药无过大阻力，表明针头已达到骶管腔，将药物缓慢注入。注射完毕，局部应无肿胀。

（3）药物：0.5% 布比卡因 5 毫升，曲安缩松 40 毫克，维生素 B_1 100 毫克，维生素 B_{12} 100 毫克，加生理盐水至 20 毫升。

（4）疗程：每周 1 次，连续 4 次为一个疗程。

（5）适应对象：前列腺痛患者，无菌性前列腺炎患者。

（6）不良反应：①注药时骶部发胀，减慢注药速度可缓解。②可能出现耳鸣、面赤、头昏。③大部分病人注药后可有骶部、会阴、双下肢皮肤发麻、发热，多可于 1 小时内自行缓解。④可能有药物过敏反应。

（7）有效率：据报道本法治愈率为 84.62%。

报告者认为本疗法是针对前列腺炎所致局部疼痛及尿路症状与神经功能障碍所形成的恶性循环，采用骶管注射长效局麻药加糖皮质激素等药物治疗慢性前列腺炎，发挥药物间的协同作用，一方面阻止疼痛及炎性不良刺激向中枢传导，改善神经营养及功能状态，同时又通过抑制黏多糖酸酶，阻止炎性细胞的趋向聚集，降低毛细血管通透性及膜稳定作用，使局部炎症得以控制，因而迅速缓解症状。

四、前列腺痛的西医治疗

可参照"非细菌性前列腺炎的西医治疗"，如应用解痉、镇痛药物以及经骶管注药等特殊疗法。必要时可选用镇静剂，可用安定 2.5 毫克，每日 1～2 次，口服。

中医对前列腺炎的认识

一、前列腺炎的病因病机

中医学认为导致疾病发生的原因多种多样，主要有六淫、疠气、七情、饮食、劳倦以及各种外伤等。所谓六淫，即风、寒、暑、湿、燥、火六种外感邪气的统称。这六气是自然界六种不同的气候变化，是万物生长的条件。若气候变化异常，六气发生太过或不及，或非其时而有其气，就会成为致病的原因。若人体正气不足，抵抗力下降，则虽六

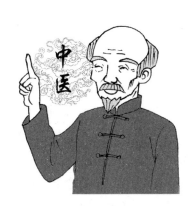

图 1-17

气变化正常，亦可能导致疾病的发生。疠气即是具有强烈传染性的病邪。而七情即喜、怒、忧、思、悲、恐、惊七种情志变化，是机体的精神状态，一旦太过，亦会导致疾病的发生。

中医学认为前列腺炎的病因病机总的来说有外感和内伤两方面。

小知识

治疗前列腺炎别见好就收

慢性前列腺炎是一种比较复杂难治的疾病，要坚持综合治疗，需要一定的疗程，一般需要治疗 1~3 个月，并且在治疗有效后还要继续巩固治疗一段时间。有些患者由于临床症状明显减轻或消失就拒绝继续治疗了，但实际上，患者的主观感觉与客观检查经常会不一致，一旦时机成熟，还会复发。慢性前列腺炎的治愈标准还包括对前列腺液化验检查结果正常以及将导致前列腺炎症的病因去除。

（一）外感

1.湿热毒邪

（1）性行为不当：①婚后房事频繁，每多忍精不泄，溢液败精留置中途，终致久郁化热生湿而发病；②自慰过度，相火妄动，所愿不遂，或忍精不泄，

相火郁遏，湿热内蒸，离位之精化为精浊，壅阻溺窍，日久病作;③房事不洁，湿热毒邪从精道（尿道）侵入精室（前列腺）而发病。

（2）下阴不洁，包皮过长，藏污纳垢，湿热邪毒从下窍浸淫，留于精室而发病。

（3）会阴部外伤，邪毒长驱直入，侵袭精室而发病。

（4）受其他疾病影响：①患腹泻或皮肤疫毒或乳蛾等疾病时，热毒蕴盛，易引动下焦之湿热，引发前列腺的急性病变;②患病日久，易损伤肾阴或肾阳，导致精室空虚（前列腺抵抗力下降），感染毒邪而发生前列腺炎。

2.寒邪　寒性凝滞，侵袭人体，厥阴之络受损，气滞血瘀，运行不畅，而见会阴、少腹、睾丸及腰骶部等处胀痛不适。

（二）内伤

1.湿热　湿热之邪，可由外侵，亦可由内生。

（1）饮食不节，恣食肥甘酒酪和辛辣之品，脾胃受损，运化失常，积湿生热，下注膀胱。

（2）肺脾素虚，容易感冒，引动下焦湿热。

（3）病久伤及脾胃，脾气虚则湿愈难化，肾气伤则精易下泄，以致升清降浊功能失常，清浊不分而发为本病。

体内产生湿热，蕴结于内，下注精室，阻滞经络，气血不通，久则互为因果，形成湿热瘀结之证。

2.肾虚

（1）房事过度，酒色劳倦，耗伤肾精，肾气虚弱，精关不固，遂成腐浊，而成本病。

（2）所愿不遂，相火妄动，情志郁闷，精未外出，化热生火，损伤肾阴，久则病生。

（3）久病伤肾，或素体阴虚，或热病伤阴，均可导致肾精内亏，相火易炽，阴虚火旺，扰动精室，发为本病。

3.瘀血

（1）性行为不当，血聚下焦，滞而不行，变为瘀血，致经络不通，疼痛肿胀并见。

（2）七情内郁，兼受外邪侵扰，致下焦湿热蕴结，阻滞脉络，久而成瘀，继而气血失和，伤及精室，而为本病。

（3）久病不愈，湿热伤正，脾肾两虚，推动无力，亦致血脉瘀滞，产生病变。

总之，肾精亏损、脾失健运、湿热下注、精道瘀滞是前列腺炎发生发展的几个重要环节，而以脾肾亏虚为本，湿热瘀结为标，标本兼夹，互相影响。

二、前列腺炎的辨证分型

1.急性前列腺炎的分型　可以分为以下两型：

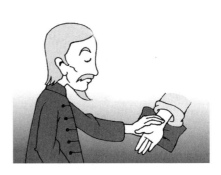

图 1-17

（1）湿热壅滞型：初起寒热交作，小便频急不爽，尿道灼热刺痛，或伴血尿，会阴坠痛，口干口苦而黏，大便秘结，少腹胀急，脉滑数，舌红，苔黄腻。治宜清热利湿。方药可用八正散加减。

（2）热毒炽盛型：后期高热不退，口渴喜饮，会阴部红肿热痛，尿少尿闭，或有脓血尿，尿道灼痛，腹胀痛，大便秘结，或里急后重，脉弦数，舌红，苔薄黄。治宜泻火解毒。方药可用龙胆泻肝汤加减。

2.慢性前列腺炎的分型　可以分为以下六型：

（1）湿热下注型：病程较短，小便黄少，尿频，尿急，尿痛，尿道灼痛刺痛，会阴及少腹胀痛，尿道时有滴白量多，口干口苦而黏，舌苔黄腻，脉弦滑而数。治宜清热利湿，方药可选用萆薢分清饮加减。

（2）阴虚火动型：腰膝酸软，头晕眼花，夜眠遗精，阳事易兴，不仅小便末、大便时有白浊滴出，甚至欲念萌动时亦常自行溢出，或有血精，舌质红苔少，脉弦细数。治宜滋肾养阴，清泄相火，方药可选用知柏地黄丸加减。

（3）气滞血瘀型：病程较长，疼痛明显，痛引少腹、睾丸及下腰部，或见终末尿滴白，小便淋沥涩痛，或见肉眼血尿，肛检前列腺质地较硬，或有结节，压痛明显，舌质暗，或有瘀点瘀斑，脉涩。治宜行气止痛，活血化瘀，方药可选用复元活血汤加减。

（4）肾阴不足型：本病日久不愈，久病体虚，或有手淫、房劳过度史，尿末滴白，尿道口时流黏液，小便滴沥不尽，腰膝酸软，五心烦热，头晕耳鸣，失眠多梦，遗精早泄，性机能减退，舌红少苔，脉细数。治宜补肾涩精，滋阴降火，方药可选用大补阴丸加减。

（5）肾阳虚损型：尿频，尿道滴白，形寒肢冷，小腹、会阴胀痛不适，阴囊湿冷，早泄遗精，头晕，舌苔白腻，脉沉细。治宜温补肾阳，可选用金匮肾气丸加减。

（6）中气不足型：小便清长或尿频而不痛，尿末滴白，会阴胀痛，神疲乏力，少气懒言，纳食不香，舌质淡，舌苔白滑，脉沉弱。治宜补中益气，升清降浊，可选用补中益气汤加减。

第二章 认识经络和腧穴

什么是经络和腧穴

一、经络简介

1. 认识经络　经络是运行全身气血，联络脏腑肢节，沟通上下内外的通路。人体体表之间、内脏之间以及体表与内脏之间，由于经络系统的联系而构成一个有机的整体。经，有路径的意思；络，有网络的意思。经脉是主干，络脉是分支。经脉大多循行于深部，络脉循行于较浅的部位，有的络脉还显现于体表。经脉有一定的循行路径，而络脉则纵横交错，网络全身，把人体所有的脏腑、器官、孔窍以及皮肉筋骨等组织联结成一个统一的有机整体。

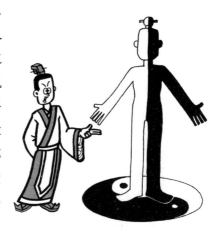

图 2-1

经络系统，包括十二经脉、奇经八脉、十二经别、十五络脉及其外围所联系的十二经筋和十二皮部。十二经脉与奇经八脉中的任脉、督脉合称十四经，是临床针灸常用部位。

2．十四经的分布　分布于上肢的经脉为手经，分布于下肢的为足经。肢体内侧的为阴经，从前到后依次为太阴、厥阴、少阴，内属五脏；肢体外侧的为阳经，从前到后依次为阳明、少阳、太阳，内属六腑。相对的脏腑经脉构成表里关系见表 2-1。

表 2-1　　　　　　　　　　　　十二经脉名称分类表

部　　位		阴经（属脏）	阳经（属腑）
上肢	前缘	手太阴肺经	手阳明大肠经
	中线	手厥阴心包经	手少阳三焦经
	后缘	手少阴心经	手太阳小肠经
下肢	前缘	足太阴脾经	足阳明胃经
	中线	足厥阴肝经	足少阳胆经
	后缘	足少阴肾经	足太阳膀胱经

十四经脉具体循行见图 2-2。

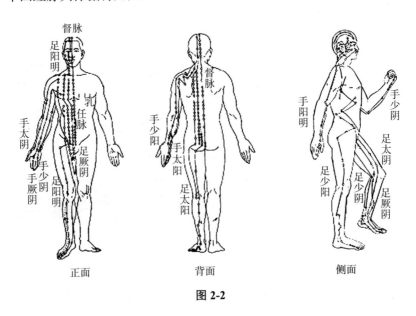

图 2-2

二、腧穴简介

1.认识腧穴　腧穴习惯上称"穴位"，是人体脏腑经络之气输注结聚于体表的所在，也就是临床上针刺艾灸的部位。当某些内脏有病时，在所属经络的某些腧穴就会出现病理反应，如压痛点或特殊的过敏点，针灸疗法就是刺激这些"点"来调整经络与脏腑的功能而取得疗效。

小知识

管理人员需预防前列腺炎

据各大医院的统计，前列腺炎约占泌尿科门诊疾病的 25％～30％，而在求诊的患者中，经理、厂长等管理人员占 60％～70％。科学家估计可能与不良饮食及坐姿时间太长有关。

2.腧穴分类

（1）经穴：是属于十四经系统的腧穴，约有三百六十多个。其中，具有特殊治疗作用并有特殊称号的腧穴，称为特定穴。

（2）经外奇穴：是没有归属于十四经的腧穴，因其有奇效，故称"奇穴"，有一百多个。

（3）阿是穴：是一种没有固定位置的腧穴，以压痛点或其他反应点作为腧穴，所以又叫"压痛点"、"天应穴"。

3.定位方法　针灸临床疗效与取穴是否准确有很大关系。常用的取穴方法有如下四种：

（1）体表解剖标志定位法：即自然标志定位法，是以人体解剖学的各种体表标志为依据来确定腧穴位置的方法。由骨节和肌肉所形成的突起、凹陷、五官轮廓、发际、指（趾）甲、乳头、肚脐等是固定标志；各部的关节、肌肉、肌腱、皮肤随着活动而出现的空隙、凹陷、皱纹、尖端等，则属于活动标志，即需要采取相应的姿势才会出现标志。

（2）骨度折量定位法：将体表骨节全长进行规定，以此来折量全身各部的长度和宽度，进行穴位分寸定位的方法。常用的骨度折量分寸如表 2-2 所示。

表 2-2　　　　　　　　　　　　常用骨度分寸折量表

分部	部位	骨度分寸	说明
头部	前发际正中至后发际正中	12	若发际不明显,眉心至前发际3寸,大椎至后发际3寸
	前两额发角之间	9	
	耳后两乳突之间	9	
胸腹部	天突至胸剑联合中点	9	天突即胸骨上窝
	胸剑联合中点至肚脐	8	
	肚脐至耻骨联合上缘	5	
	两乳头之间	8	
背部	肩胛骨内缘至后正中线	3	
	肩峰端至后正中线	8	
上肢部	肘横纹至腕横纹	12	
	腋前纹头至肘横纹	9	
下肢部	股骨大转子至腘横纹	19	
	腘横纹头至外踝尖	16	
	胫骨内侧髁下方至内踝尖	13	

　　(3)手指同身寸定位法:是指依据患者本人手指所规定的分寸来量取腧穴的方法。①中指同身寸:是以患者的中指中节屈曲时内侧两端纹头之间作为1寸,可用于四肢部取穴的直寸和背部取穴的横寸。②横指同身寸:又名"一夫法",是由患者将食指、中指、无名指和小指并拢,以中指中节横纹为准,四指横量作为3寸。

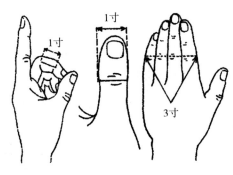

图 2-3

（4）简便取穴法：是一种简单取穴方法，如直立位两手下垂中指尖取风市穴等。简便取穴只是一种辅助性质的，不作为主要方法。

治疗前列腺炎的常用穴位

1. 水道

定位：在下腹部，当脐下 3 寸，距前正中线 2 寸。

刺灸法：直刺 0.8 ~ 1.2 寸；可灸。

主治：小腹胀满，腹痛，痛经，小便不利。

功用：通调水道，行气止痛。

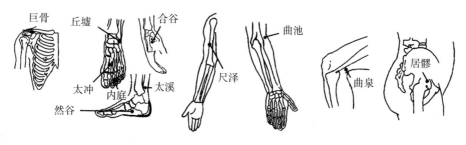

图 2-4

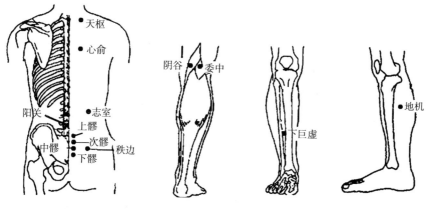

图 2-5

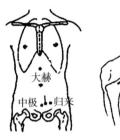
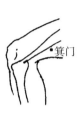
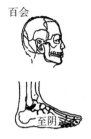
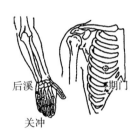

图 2-6

2. 归来

定位：在下腹部，当脐下 4 寸，距前正中线 2 寸。

刺灸法：直刺 0.8 ~ 1.2 寸；可灸。

主治：少腹痛，子宫脱垂，疝气，痛经，茎中痛，小便不利。

功用：行气止痛，利水。

3. 足三里

定位：仰卧伸下肢，或正坐屈膝，在小腿前外侧，当犊鼻下 3 寸，距胫骨前缘一横指。

刺灸法：直刺 0.5 ~ 1.5 寸；可灸。

主治：胃痛，呕吐，消化不良，泄泻，水肿，心悸，气短，虚劳羸弱，头晕，鼻疾等。本穴有强壮作用，为保健要穴。

功用：调理脾胃，化痰开窍，补益气血。

4. 下巨虚

定位：在小腿前外侧，当犊鼻下 9 寸，距胫骨前缘一横指。

刺灸法：直刺 1 ~ 1.5 寸；可灸。

主治：小腹痛，腰脊痛引睾丸，泄泻。

功用：通降腑气，分清泌浊。

5. 三阴交

定位：在小腿内侧，当足内踝尖上 3 寸，胫骨内侧缘后方。

刺灸法：直刺 1 ~ 1.5 寸；可灸；孕妇不宜针刺。

主治：泄泻，腹胀，月经不调，崩漏，带下，痛经，难产，恶露不尽，遗精，阳痿，早泄，阴茎痛，疝气，水肿，小便不利，遗尿，脚气，失眠，湿疹，荨麻疹，高血压，神经性皮炎，不孕。

功用：健脾益气，清热化湿，活血化瘀，养血育阴。

小知识

什么是非特异性肉芽肿性前列腺炎？

本病较为少见。一般认为本病是人体内的网状内皮系统增生后产生的溶解度差的物质所引起的一种异物反应或过敏反应。异物反应可引起上皮溃疡坏死及前列腺管阻塞。前列腺内有精液或细菌产物之淤滞，精液成分有自体免疫反应，如逆流至前列腺间质，即成为异物，遂发生异物反应，造成组织损伤，破坏前列腺腺壁，形成组织坏死，最后向间质突出形成肉芽肿。

6. 阴陵泉

定位：在小腿内侧，当胫骨内侧髁后下方凹陷处。

刺灸法：直刺 1 ~ 2 寸；可灸。

主治：腹胀，水肿，小便不利或失禁，阴茎痛，妇人阴痛，遗精，膝痛，黄疸。

功用：健脾利湿，调补肝肾。

7. 地机

定位：在小腿内侧，当足内踝尖与阴陵泉的连线上，阴陵泉下 3 寸。

刺灸法：直刺 1 ~ 1.5 寸；可灸。

主治：腹痛，水肿，小便不利，泄泻，月经不调，遗精，腰痛不可俯仰，食欲不振。

功用：健脾渗湿，调和气血。

8. 血海

定位：屈膝，在大腿内侧，髌骨内侧端上 2 寸，当股四头肌内侧头的隆起处。

刺灸法：直刺 1 ~ 1.2 寸；可灸。

主治：月经不调，痛经，经闭，崩漏，皮肤瘙痒，丹毒，小便淋沥，股内侧痛。

功用：调经统血，健脾渗湿。

9. 箕门

定位：在大腿内侧，当血海与冲门连线上，血海上6寸。

刺灸法：直刺0.5～1寸；不宜灸；针刺时必须避开动脉。

主治：小便不通，五淋，遗尿，腹股沟疼痛。

功用：渗湿通淋，行气止痛。

10. 心俞

定位：在背部，当第5胸椎棘突下旁开1.5寸。

刺灸法：斜刺0.5～0.8寸；可灸。

主治：癫狂，痫证，惊悸，失眠，健忘，心烦，梦遗。

功用：益气养心，通阳安神。

11. 脾俞

定位：在背部，当第11胸椎棘突下旁开1.5寸。

刺灸法：直刺0.5～1寸；可灸。

主治：腹胀，泄泻，呕吐，胃痛，消化不良，水肿，背痛，黄疸。

功用：健脾和胃，化湿止泻。

12. 胃俞

定位：在背部，当第12胸椎棘突下旁开1.5寸。

刺灸法：直刺0.5～1寸；可灸。

主治：胃痛，腹胀，呕吐，完谷不化，肠鸣，胸胁痛。

功用：和胃健脾，理气降逆。

13. 三焦俞

定位：在腰部，当第1腰椎棘突下旁开1.5寸。

刺灸法：直刺0.5～1寸；可灸。

主治：胃痛，腹胀，呕吐，完谷不化，肠鸣，胸胁痛。

功用：调理三焦，健脾利水。

14. 肾俞

定位：在腰部，当第2腰椎棘突下旁开1.5寸。

刺灸法：直刺0.5～1寸；可灸。

主治：遗精，阳痿，早泄，不孕，不育，遗尿，月经不调，白带，耳聋，小便不利，水肿，喘咳少气。

功用：益肾助阳，纳气行水。

16. 膀胱俞

定位：在骶部，当骶正中嵴旁开 1.5 寸，平第 2 骶后孔。

刺灸法：直刺 0.8 ~ 1.2 寸；可灸。

主治：遗尿，遗精，小便不利，泄泻，腰骶部疼痛。

功用：清热利湿，通经活络。

16. 上髎

定位：在骶部，当髂后上棘与后正中线之间，正对第 1 骶后孔。

刺灸法：直刺 1 ~ 1.5 寸；可灸。

主治：腰痛，月经不调，带下，小便不利，遗精，遗尿。

功用：强壮腰膝，疏利下焦。

17. 次髎

定位：在骶部，当骶后上棘内下方，正对第 2 骶后孔。

刺灸法：直刺 1 ~ 1.5 寸；可灸。

主治：腰痛，月经不调，痛经，小便不利，遗精，遗尿。

功用：强壮腰膝，疏利下焦。

18. 中髎

定位：在骶部，当次髎内下方，正对第 3 骶后孔。

刺灸法：直刺 1 ~ 1.5 寸；可灸。

主治：腰痛，月经不调，小便不利，赤白带下，便秘。

功用：强壮腰膝，疏利下焦。

19. 下髎

定位：在骶部，当中髎内下方，正对第 4 骶后孔。

刺灸法：直刺 1 ~ 1.5 寸；可灸。

主治：腰痛，小便不利，肠鸣，小腹痛，便秘。

功用：强壮腰膝，疏利下焦。

20. 百会

定位：正坐位，在头部，当前发际正中直上 5 寸，或两耳尖的连线的中点。

刺灸法：平刺 0.5 ~ 0.8 寸；可灸。

主治：健忘，头痛，头胀，泄泻，癫狂，不寐，眩晕。

功用：平肝息风，安神清脑，升阳提气。

21. 太冲

定位：正坐或仰卧，在足背侧，当第 1 跖骨间隙的后方凹陷处。

刺灸法：直刺 0.5 ~ 0.8 寸；可灸。

主治：头痛，小儿惊风等。

功用：疏肝理气，平肝息风。

22. 委中

定位：俯卧，在腘横纹中点，当股二头肌腱和半腱肌肌腱的中间。

刺灸法：直刺 0.5 ~ 1 寸，或三棱针点刺出血；可灸。

主治：中风昏迷，半身不遂，腹泻，小便不利，遗尿，丹毒。

功用：凉血，泻热，舒筋通络。

23. 志室

定位：在腰部，当第 2 腰椎棘突下，旁开 3 寸。

刺灸法：直刺 0.5 ~ 1 寸；可灸。

主治：遗精，阳痿，阴痛，小便不利，水肿，腰脊强痛。

功用：益肾固精，壮腰强脊。

24. 秩边

定位：在臀部，平第 4 骶后孔，骶正中嵴旁开 3 寸。

刺灸法：直刺 1.5 ~ 3 寸；可灸。

主治：腰腿痛，下肢痿痹，阴痛，痔疾。

功用：通经活络，清热利湿。

25. 涌泉

定位：正坐或仰卧，跷足，在足底部，二、三趾趾缝纹头端与足跟连线的前 1/3 和后 2/3 交点上。

刺灸法：直刺 0.5 ~ 0.8 寸；可灸。

主治：头痛，头晕，小便不利，便秘，小儿惊风，癫证，昏厥。

功用：益肾通便，宁神息风。

26. 太溪

定位：在足内侧内踝后方，当内踝尖与跟腱之间的凹陷处。

刺灸法：直刺 0.5 ~ 1 寸；可灸。

主治：头痛目眩，咽喉肿痛，耳鸣，耳聋，气喘，消渴，月经不调，失眠，健忘，遗精，阳痿，小便频数，腰脊痛。

功用：益肾纳气，滋阴助阳。

小知识

何时采集前列腺液检查才准确？

要先禁欲 3 ~ 7 天，因为排精及情绪兴奋可使前列腺液的白细胞计数增高，影响诊断。但如禁欲超过 7 天，前列腺也会有白细胞积聚，同样会造成有炎症的假象。

---

27. 照海

定位：在足内侧，内踝尖下方凹陷处。

刺灸法：直刺 0.5 ~ 1 寸；可灸。

主治：痫证，失眠，小便不利，小便频数，目赤肿痛，月经不调，痛经，带下。

功用：滋阴补肾，调理水道。

28. 大赫

定位：在下腹部，当脐下 4 寸，前正中线旁开 0.5 寸。

刺灸法：直刺 1 ~ 1.5 寸；可灸。

主治：阴挺，小便不利，小便频数，月经不调，痛经，带下。

功用：补肾益气，通调下焦。

29. 命门

定位：在腰部，当后正中线上，第 2 腰椎棘突下凹陷中。

刺灸法：向上斜刺 0.5 ~ 1 寸；可灸。

主治：阳痿，遗精，遗尿，小便频数，泄泻，月经不调，痛经，带下，腰脊强痛。

功用：温肾壮阳。

30. 会阴

定位：在会阴部，男性当阴囊根部与肛门连线的中点，女性当大阴唇后联合与肛门连线的中点。

刺灸法：直刺 0.5 ~ 1 寸；可灸；孕妇禁用。

主治：小便不利，阴痛，痔疾，遗尿，月经不调，癫狂，昏迷，溺水窒息。

功用：益肾回阳，调经止带。

31. 中极

定位：在下腹部，前正中线上，当脐下 4 寸。

刺灸法：直刺 0.5 ~ 1 寸；可灸；孕妇慎用。

主治：小便不利，遗尿，疝气，遗精，阳痿，早泄，月经不调，痛经，带下。

功用：益肾助阳，调经止带。

32. 关元

定位：在下腹部，前正中线上，当脐下 3 寸。

刺灸法：直刺 1 ~ 2 寸；可灸；孕妇慎用。

主治：小便频数，遗尿，尿闭，泄泻，腹痛，疝气，遗精，阳痿，早泄，月经不调，痛经，带下。

功用：培补元气，导赤通淋，回阳救逆。

33. 气海

定位：在下腹部，前正中线上，当脐下 1.5 寸。

刺灸法：直刺 1 ~ 2 寸；可灸；孕妇慎用。

主治：泄泻，腹痛，遗尿，疝气，遗精，阳痿，早泄，月经不调，痛经，带下。本穴有强壮作用，为保健要穴。

功用：益气助阳，调经固精。

34. 神阙

定位：在腹中部，脐中央。

刺灸法：直刺 1 ~ 2 寸；可灸；孕妇慎用。

主治：泄泻，腹痛，脱肛，水肿，虚脱。

功用：温阳救逆，利水固脱。

35. 后溪

定位：在手掌尺侧，微握拳，当小指本节（第 5 掌指关节）后的远侧掌横纹赤白肉际。

主治：头项强直，耳聋，热病，疟疾，癫狂，痫证，盗汗，目赤，咽喉肿痛。

功用：疏风通络，清心泄热。

36. 行间

定位：在足背侧，当第1、2足趾间，趾蹼缘的后方赤白肉际处。

主治：头痛，目眩，目赤肿痛，青盲，胁痛，疝气，小便不利，崩漏，癫痫，月经不调，痛经，带下，中风。

功用：清泻肝火，平肝息风。

37. 大杼

定位：正坐或俯卧，在背部，当第1胸椎棘突下，旁开1.5寸。

主治：头痛，咳嗽，发热，肩背痛，颈项拘急。

功用：疏风清热，强筋壮骨。

38. 曲泉

定位：在膝内侧，屈膝，当膝关节内侧面横纹内侧端，股骨内侧髁的后缘，半腱肌、半

膜肌止端的前缘凹陷处。

主治：小便不利，腹痛，遗精，阴痒，膝痛，月经不调，痛经，带下。

功用：清利湿热，疏利下焦。

39. 肝俞

定位：正坐或俯卧位，当第9胸椎棘突下，旁开1.5寸。

主治：黄疸，胁痛，吐血，目赤，目视不明，眩晕，夜盲，癫狂，痫证，背痛。

功用：疏肝利胆，养血明目。

40. 期门

定位：在胸部，当乳头直下，第6肋间隙，前正中线旁开4寸。

主治：胸胁胀痛，腹胀，呕吐，乳痈。

功用：疏肝健脾，和胃降逆。

41. 大椎

定位：在后正中线，第7颈椎棘突下凹陷中。

主治：热病，疟疾，咳嗽，气喘，骨蒸潮热，癫痫，头项强直，肩背痛，

腰脊强痛，风疹。

功用：退热补虚，升阳截疟。

42.腰阳关

定位：在骶部，当后正中线上，正对骶管裂孔。

主治：月经不调，遗精，阳痿，腰骶痛，下肢痿痹。

功用：温肾壮阳，散寒除湿。

43.关冲

定位：在手无名指末节尺侧，距指甲角0.1寸。

主治：头痛，目赤，耳聋，喉痹，热病，昏厥。

功用：清心利咽，泄热开窍。

44.阳陵泉

定位：在小腿外侧，当腓骨头前下方凹陷处。

主治：胁痛，口苦，呕吐，半身不遂，下肢痿痹，脚气，黄疸，小儿惊风。

功用：疏肝利胆，舒筋镇痉。

45.至阴

定位：在足小趾末节外侧，距指甲角0.1寸。

主治：头痛，鼻塞，目赤肿痛，胞衣不下，胎位不正，难产。

功用：祛风清热，调理胎产。

小知识

正常前列腺液化验结果

外观为乳白色稀薄液体，镜检示卵磷脂小体多，几乎布满视野，上皮细胞少量，红细胞偶然可见到，白细胞少于10个／高倍视野，淀粉样体可见到，老年人则容易见到。

46.阴谷

定位：在腘窝内侧，屈膝时当半腱肌与半膜肌之间。

主治：阳痿，疝气，月经不调，崩漏，小便难，阴中痛，癫狂，膝股内侧痛。

功用：滋阴益肾，通络安神。

第三章　前列腺炎的按摩疗法

　　按摩疗法是通过采用适当手法，刺激人体的特定部位，以疏通经络，运行气血，从而改善机体的生理、病理过程和提高人体自然抗病能力，达到预防疾病或促使病体康复目的的治疗方法。是中医学的重要组成部分。因其简单、方便、经济、效佳，作为自然疗法的一种，近年来受到广大患者的欢迎。在诸多的方法中，按摩疗法具有举足轻重的地位。

什么是按摩疗法

一、按摩手法的要求

　　手法是按摩实现治病、保健的主要手段，其熟练程度及适当地应用，对治疗和保健效果有直接的影响。因此，要提高效果，就要熟练掌握手法的操作技巧。手法的要点在于持久、有力、均匀、柔和，要有渗透作用。

　　1.持久　是指操作手法要按规定的技术要求和操作规范持续作用，保持动作和力量的连贯性，并维持一定时间，以使手法的刺激积累而产生良好的作用。

　　2.有力　是指手法刺激必须具有一定的力度，所谓的"力"不是指单纯的力量，而是一种功力或技巧力，而且这种力也不是固定不变的，而是要根据对象、部位、手法性质以及季节变化而变化。

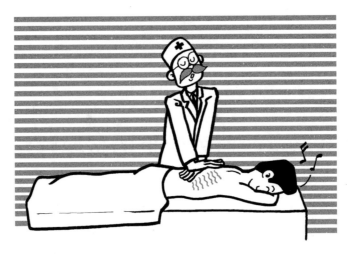

图 3-1

3.均匀　是指手法动作的幅度、速度和力量必须保持一致，既平稳又有节奏。

4.柔和　是指动作要稳、柔、灵活，用力要缓和，力度要适宜，使手法轻而不浮，重而不滞。

5.渗透　是指手法作用于体表，其刺激能透达至深层的筋脉、骨肉甚至脏腑。应该指出的是，持久、有力、均匀、柔和、渗透这五方面是相辅相成、密切相关的。持续运用的手法逐渐降低肌肉的张力，使手法功力能够逐渐渗透到组织深部，均匀协调的动作使手法更趋柔和，而力量与技巧的完美结合，则使手法既有力又柔和，达到"刚柔相济"的境界，只有这样，才能使手法具有良好的"渗透"作用。

自学者在实践中遇到最多的问题就是如何理解掌握这些要点，作者在多年的实践和教学中总结出一套成熟的方法，现介绍如下：

中医学认为"不通则痛，通则不痛"，疼痛的部位往往是气血不通，好比下雨后地上的一摊积水，手法的作用就相当于用扫帚扫除积

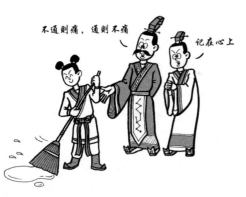

图 3-2

水，如何最有效地"扫除积水"就是手法的技巧。最有效的扫除方法是将扫帚紧贴地面（手法上称为吸着），持久有力均匀柔和地扫下去，手法的技巧也可以这样理解。

为了让读者更好地理解手法的轻重程度，我们可以采取分层法理解。分层法就是将治疗部位的皮肤到骨骼的距离分为10层，皮肤为1层，骨骼为10层，其间分别为2~9层，将每种手法的力度用层数来表示。

开心一乐

　牙医对病人说："你能不能帮个忙，发出几声极度痛苦的尖叫？"
　病人："为什么？大夫，我没觉得那么难受。"
　牙医："在门外等着的病人太多了，可我不想错过4点钟的球赛。"

读者可以这样去理解这种方法：把右手拇指指腹部放在肌肉丰满的地方，当拇指指腹部对皮肤无任何压力时为0层，其后逐渐加力，直到压到骨膜无法再压下去为止就是10层，那么这其中的就可以理解为1~9层。如摩法的着力层较浅，在2~3层，推法的着力层较深，在5~6层，弹拨法更深，在7~9层，读者在实践

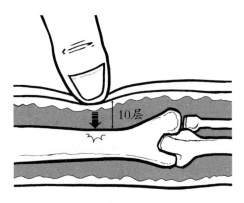

图 3-3

中可以按照这样的深度来理解掌握手法的力度。

二、常用按摩手法

1.推法

操作：用指、掌、肘部等着力，在一定的部位上进行单方向的直线运动，称为推法。操作时指、掌、肘等要紧贴体表，缓慢运动，力量均匀、

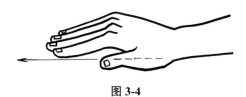

图 3-4

渗透。（图3-4）

力度：按照上面我们对手法力度的分层理解法，推法着力的深度在4 ~ 6层。

应用：本法可在人体各部位使用。具有消积导滞、解痉镇痛、消瘀散结、通经理筋的功能，可提高肌肉兴奋性，促进血液循环。

2.拿法

操作：用大拇指和食、中两指，或用大拇指和其余四指作相对用力，在一定部位和穴位上进行一紧一松的捏提，称为拿法。力量应由轻而重，连续而有节奏，缓和而连贯，接触点在指腹而不应在指尖，腕部放松。（图3-5）

力度：5 ~ 7层。

应用：拿法刺激较强，常配合其他手法用于颈项、肩部和四肢等部位，具有祛风散寒、舒筋通络、缓解痉挛、消除肌肉酸胀和疲劳的作用。

3.捏法

操作：用大拇指和食、中两指，或用大拇指和其余四指相对用力挤压肌肤，称捏法，用力要求均匀而有节律。（图3-6）

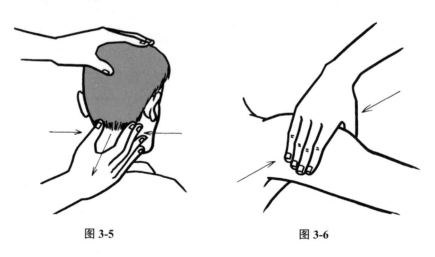

图3-5   图3-6

力度：4 ~ 5层。

应用：本法具有舒筋通络、行气活血、调理脾胃的功能，常用于头面、腰背、胸胁及四肢部位。

4. 按法

操作：用指、掌、肘等按压体表，称按法。力量应由轻而重，稳而持续，垂直向下，不可使用暴力，着力点应固定不移。（图 3-7）

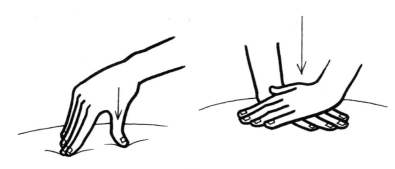

图 3-7

力度：5 ~ 7 层。

应用：按法是一种较强刺激的手法，有镇静止痛、开通闭塞、放松肌肉的作用。指按法适用于全身各部穴位；掌按法常用于腰背及下肢部；肘按法压力最大，多用于腰背、臀部和大腿部。

小知识
在前列腺发炎时前列腺液化验结果

前列腺液卵磷脂小体减少，且有聚集成堆倾向；红细胞数增多；白细胞数量超过 10 ~ 15 个 / 高倍视野，并可找到大量细菌。另外，炎症时前列腺液肉眼观察较浓厚，色泽变黄或呈淡红色，混浊，并含絮状物。

5. 点法

操作：用指端、屈曲之指间关节或肘尖，集中力量，作用于施术部位或穴位上，称点法。操作时要求部位准确，力量深透。（图 3-8）

力度：6 ~ 8 层。

应用：本法具有开通闭塞、活血止痛、解除痉挛、调整脏腑功能的作用。适用于全身各部位及穴位。

6. 摩法

操作：以指、掌等附着于一定部位上，作旋转运动，称摩法。肘关节应

自然屈曲，腕部放松，指掌自然伸直，动作缓和，保持一定节律。（图 3-9）

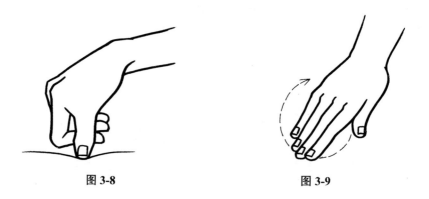

图 3-8　　　　　　　　　　　　　图 3-9

力度：2 ~ 3 层。

应用：本法刺激轻柔和缓，是胸腹、胁肋部常用手法，具有理气和中、消积导滞、散瘀消肿、调节肠胃等功能。

7. 一指禅推法

操作：以拇指指端罗纹面或偏锋为着力点，前臂作主动摆动，带动腕部摆动和拇指关节屈伸活动，称一指禅推法。肩、肘、腕、指各关节必须自然放松，拇指要吸定在皮肤上，不能摩擦及跳跃，力量均匀深透，保持一定的压力、频率及摆动幅度，频率每分钟 120 ~ 160 次。总的来说本法的操作要领在于一个"松"字，只有将肩、肘、腕、掌各部位都放松才能使力量集中于拇指，做到"蓄力于掌，发力于指，着力于罗纹"，使手法动作灵活，力量沉着，刺激柔和有力，刚柔相济才称得上一指禅功。（图 3-10）

力度：3 ~ 5 层。

应用：本法具有调和营卫、行气活血、健脾和胃、调节脏腑功能的作用。适用于全身各部位经穴。

8. 㨰法

操作：由腕关节的屈伸运动和前臂的旋转运动带动空拳滚动，称㨰法。

侧掌㨰法：肩、肘、腕关节自然放松，以小指掌指关节背侧为着力点，吸定于治疗部位，不应拖动和跳跃，保持一定的压力、频率和摆动幅度。

握拳㨰法：手握空拳，用食、中、无名、小指四指的近侧指间关节突出部分着力，附着于体表一定部位，腕部放松，通过腕关节做均匀的屈伸和前臂的前后往返摆动，使拳做小幅度的来回滚动（滚动幅度应控制在60度左右）。
（图3-11）

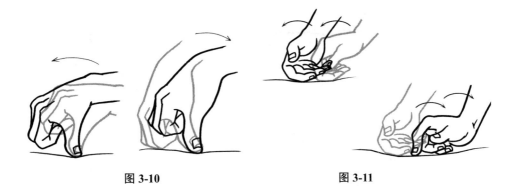

图3-10　　　　　　　　　　　　　图3-11

力度：4 ~ 6层。

应用：擦法压力较大，接触面较广，适用于肩背、腰及四肢等肌肉丰厚部位，具有舒筋活血、缓解肌肉和韧带痉挛、增加肌筋活力、促进血液循环、消除肌肉疲劳的作用。

9. 揉法

操作：以前臂和腕部的自然摆动，通过手指、鱼际、掌等部位对一定部位或穴位旋转施压，称揉法。（图3-12）

力度：3 ~ 5层。

应用：本法轻柔缓和，刺激量小，适用于全身各部位，具有舒筋活络、活血化瘀、消积导滞、缓解肌痉挛、软化疤痕的作用。

10. 擦法

操作：以手掌或大鱼际、小鱼际附着在一定部位，进行直线往返摩擦，称擦法。运动的幅度较大，紧贴皮肤，力量应较小，运动均匀，频率每分钟100次左右。（图3-13）

力度：2 ~ 4层。

应用：本法可提高局部温度，扩张血管，加速血液和淋巴循环，具有温经通络、行气活血、消肿止痛的作用。

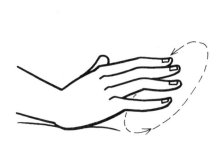

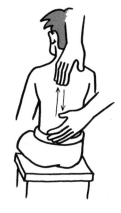

图 3-12

图 3-13

11.抹法

操作：用单手或双手拇指罗纹面紧贴皮肤，作上下或左右往返运动，称为抹法。动作宜轻巧，灵活。（图 3-14）

力度：3 ~ 4 层。

应用：本法具有开窍镇静、清醒头目、行气散血的作用，常用于头部、颈项部。

12.拍法

操作：用虚掌拍打体表，称拍法。手指自然并拢，掌指关节微屈，用力平稳而有节奏。（图 3-15）

力度：3 ~ 4 层。

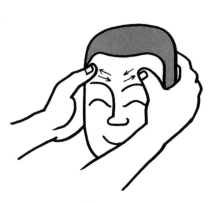

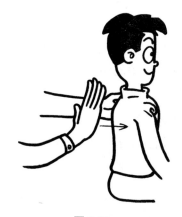

图 3-14

图 3-15

应用：本法具有舒筋通络、解痉止痛、消除疲劳的作用，适用于肩背、腰臀及下肢部。

13.击法

操作：用拳背、掌根、掌侧小鱼际、指尖或器具叩击体表，称击法。用力快速、短暂，垂直向下，速度均匀而有节奏。（图3-16）

力度：5～6层。

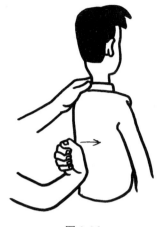

图3-16

应用：本法具有调和气血、安神醒脑、消除疲劳的作用。拳击法常用于腰背部；掌击法常用于头顶、腰臀及四肢部；侧击法常用于腰背及四肢部；指尖击法常用于头面、胸腹部；棒击法常用于头顶、腰背及四肢部。

三、按摩的注意事项

1.刺激量　按摩手法刺激量的大小因人而异，并非越大越好。如患者体质强，操作部位在腰臀四肢，病变部位在深层等，手法刺激量宜大；患者体质弱，孩童，操作部位在头面、胸腹，病变部位在浅层等，手法刺激量宜小。

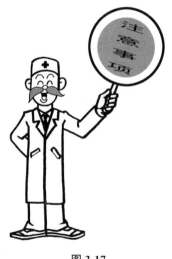

2.按摩介质　按摩时常可应用介质，能增强疗效，润滑和保护皮肤。常用介质的种类如下：

（1）水汁剂：可用水、姜汁、中药水煎液等。

图3-17

（2）酒剂：将药物置于75%酒精或白酒中浸泡而成，可用樟脑酒、椒盐酒、正骨水、舒筋活络药水等。

（3）油剂：由药物提炼而成，常用的有麻油、松节油等。

（4）散剂：把药物晒干，捣细，研末为散，可用摩头散、摩腰散、滑石粉等。

（5）膏剂：用药物加适量赋形剂（如凡士林等）调制而成。历代处方众多，应用也较为广泛。

3. 按摩器具　按摩器具可作为按摩临床辅助医疗用具，常用的有按摩棒、按摩拍、按摩球、按摩轮、按摩梳、电动按摩器具等。

4. 配合锻炼　锻炼是按摩治疗中的一种重要辅助手段，患者在医生指导下充分发挥主观能动性，采用一定形式的主动活动，可巩固和加强治疗效果。

小知识

按摩的历史

　　按摩有着悠久的历史。据考古发现证实，按摩最早起源于三千多年前，甲骨文上记载，女巫师女皂用按摩为人们治愈疾病。

---

5. 影响疗效的因素　辨证不准确；选穴不准确；手法选择不当；手法治疗量不足或太过；个体差异；治疗的时机把握不当；疗程设置不合理。

6. 按摩禁忌证

（1）严重内科疾病，如有严重心、脑、肺疾病等，应慎用或禁用按摩手法。

（2）传染病如肝炎、结核等，或某些感染性疾病如丹毒、骨髓炎等禁用按摩手法。

（3）恶性肿瘤部位禁用按摩手法。

（4）伴有出血倾向的血液病患者禁用按摩治疗。

（5）骨折部位，不宜按摩治疗。

（6）皮肤疾病如湿疹、癣、疱疹、疥疮等，禁在患处按摩治疗。

（7）妇女怀孕期、月经期在其腰骶部和腹部不宜做手法治疗；其他部位需要治疗时，也应以轻柔手法为宜。

（8）年老体弱，久病体虚，或过饥过饱，酒醉之后，均不宜或慎用按摩治疗。

7. 按摩异常情况的处理

（1）治疗部位皮肤疼痛：患者经按摩手法治疗，局部皮肤可能出现疼痛等不适的感觉，夜间尤甚，常见于初次接受按摩治疗的患者。主要原因在于术者手法不熟练，或者局部施术时间过长，或者手法刺激过重。一般不需要作特别处理，1～2天内即可自行消失。若疼痛较为剧烈，可在局部热敷。对初次接受按摩治疗的患者应选用轻柔的手法，同时手法的刺激不宜过强，局部施术的时间亦不宜过长。

（2）皮下出血：患者在接受手法治疗后，治疗部位皮下出血，局部呈青紫色，出现紫癜及瘀斑。这是由于手法刺激过强，或患者血小板减少，或老年性毛细血管脆性增加等所致。微量的皮下出血或局部小块青紫时，一般不必处理，可以自行消退；若局部青紫肿痛较甚，应先行冷敷，待出血停止后，再热敷或轻揉局部以促使局部瘀血消散吸收。手法适当却仍有出血应注意排除血液系统疾病。

（3）骨折：手法不当或过于粗暴可引起骨折，按摩时患者突然出现按摩部位剧烈疼痛，不能活动。对老年骨质疏松患者，手法不宜过重，活动范围应由小到大，不要超过正常生理限度，并注意病人的耐受情况，以免引起骨折。

按摩法治疗前列腺炎

在男科门诊，前列腺炎病人最为多见，他们往往辗转多家医院，反复应用多种药物，仍然深受疾病的困扰，烦恼不已。由于前列腺本身的解剖结构及生理特点，加之致病因素复杂，使得该病迁延难愈，甚至使病人丧失了治愈的信心。这也提示我们，前列腺炎的康复需要借助各种方法才能获得满意的结果。在中医理论指导下的按摩疗法对治疗前列腺炎有着较好的疗效，尤其适宜慢性前列腺炎的治疗。

一、前列腺炎的辨证按摩

前文提到，前列腺炎多由外感湿热邪毒，内伤饮食、情志，湿热蕴结下焦，或气滞血瘀，或肝肾阴虚、相火妄动等引起，主要症状是：小腹、会阴及睾丸疼痛，坠胀不适，排尿淋沥不尽，尿频，尿痛，尿道口有白色分泌物。所以，按摩治疗的原则就是疏利膀胱气机，利尿止痛。按摩治疗前列腺炎需辨证治疗，具体如下：

1. 湿热下注型

治则：清热利湿。

取穴：肾俞、膀胱俞、八髎（即左右上、次、中、下髎共八个穴位）、气海、中极、关元、行间、足三里、曲泉。（图3-18）

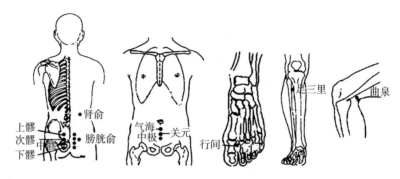

图 3-18

操作：

第一步：病人仰卧位，医者首先在气海、中极、关元三穴处施以摩法，共约8分钟。再在上述各穴施以振法，大约2分钟。

第二步：病人俯卧位，医者首先在其肾俞、膀胱俞、八髎等穴施用指推法，大约5分钟。再点按肾俞、膀胱俞、八髎、行间、足三里、曲泉，每穴半分钟。最后施擦法于上述各穴，以病人感觉透热为度。

2. 热毒炽盛型

治则：泻火解毒。

取穴：大椎、内关、肾俞、膀胱俞、气海俞、小肠俞、八髎、曲骨、中极、关元、三阴交。（图3-19）

操作：

第一步：病人俯卧位，医者首先双手揉其脊柱两侧膀胱经，从肾俞至八髎，反复3～5次；继而双手拇指交替按压脊柱两侧膀胱经5～8次，再按揉大椎、肾俞、气海俞、膀胱俞、小肠俞、八髎、阴陵泉、内关、外关、合谷等穴，各约1分钟；最后掌擦八髎穴，以病人自觉盆腔内有热感为度。

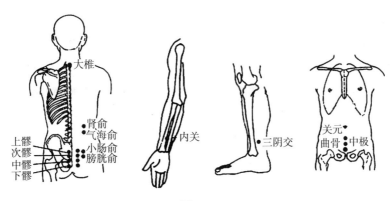

图 3-19

第二步：病人仰卧位，医者首先用双手拿其腹部，从上脘至中极，反复5～8次，手法应先轻后重；再掌摩下腹部2分钟；接着用双手拿小腹两侧，使腹内有气动声；继而用拇指点按曲骨、中极，先轻后重，至肛门、阴茎发胀约3分钟；再点按三阴交、关元约1分钟；最后双手掌推腹部5～8分钟。

因为此型病情急重，按摩仅作为辅助治疗手段。

3. 阴虚火动型

治则：滋肾养阴，清泄相火。

取穴：气海、关元、心俞、肾俞、命门、气海俞、关元俞、八髎。（图 3-20）

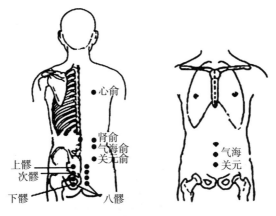

图 3-20

操作：

第一步：病人仰卧位，医者首先在气海、关元两穴施用摩法，约5分钟。再于此两穴处施以擦法，约2分钟。然后点按气海、关元各约1分钟。

第二步：病人俯卧位，医者首先在其背部膀胱经循行处施以擦法，以心俞、肾俞、命门、气海俞、关元俞、八髎为重点，每穴约1分钟。接着在以上各穴，施用擦法，以患者感觉有热感为度，大约8分钟。最后在患者腰骶部施以振法，点按心俞、肾俞、命门、气海俞、关元俞、八髎各穴，每穴约1分钟。

小知识

心理健康十条标准

1. 有自我安全感。

2. 切合实际。

3. 不脱离环境。

4. 能了解评价自己。

5. 保持人格完整。

6. 善于从经验中学习。

7. 有良好的人际关系。

8. 适度发泄和控制情绪。

9. 有限度地发挥个性。

10. 恰当地满足个人需要。

---

4. 气滞血瘀型

治则：疏肝理气。

取穴：气海、关元、血海、三阴交、足三里、肾俞、肝俞、脾俞、期门、太冲、行间。（图3-21）

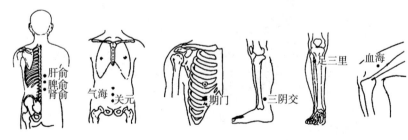

图3-21

操作：

第一步：病人仰卧位，医者首先在其下腹部施用摩法，大约10分钟。以逆时针方向操作，手法宜持久缓慢深沉。然后按揉关元、气海穴，每穴大约1分钟。斜擦两胁，以病人感觉微热为度，大约5分钟。再按揉血海、三阴交、足三里、期门、太冲、行间，每穴大约1分钟。

第二步：病人俯卧位，医者首先用双手在其腰部两侧施以四指推法，大约5分钟。再点按肝俞、肾俞、脾俞，每穴大约半分钟。

小知识

如何采集前列腺液？

采集前列腺液时，病人先排尿，取胸膝卧位，即俯跪在检查床，臀部抬高。或取右侧卧位，面对医生，两腿屈曲，左腿屈曲度更大些。病情严重时可取平卧位，双腿稍屈曲。当医生手指缓慢插入肛门时，病人要张口呼吸并放松肛门，以免影响操作。医生用按摩法使前列腺液从尿道口流出或滴出，再用玻璃片或玻璃管收集进行检验。

5.肾阳虚损型

治则：温补肾阳。

取穴：肾俞、命门、大肠俞、腰阳关、八髎、中脘、气海、太溪、涌泉。（图3-22）

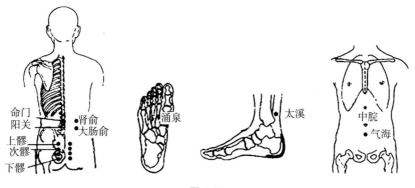

图3-22

操作：

第一步：病人俯卧位，医者首先在患者腰背部，施用四指推法，以肾俞、命门、大肠俞、腰阳关、八髎为主，共约5分钟。再按揉肾俞、命门、腰阳关等穴，以酸胀为度，每穴 2 ~ 3 分钟。

第二步：病人仰卧位，医者首先在病人气海、中脘穴处施以摩法，大约 5 分钟。再按揉太溪、涌泉，每穴大约 2 分钟。

第三步：病人坐位，医者在病人肾俞、命门、大肠俞和八髎等穴处，施以横擦法为主，方向自上而下，以病人自觉透热为度，大约 5 分钟。

6. 中气不足型

治则：补中益气，升清降浊。

取穴：中脘、天枢、神阙、气海、关元、脾俞、胃俞、肾俞、大肠俞、八髎、命门、足三里、上巨虚。（图 3-23）

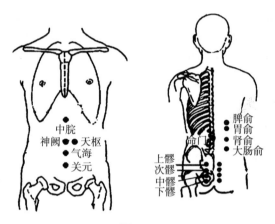

中脘
神阙　天枢
气海
关元

脾俞
胃俞
命门　肾俞
大肠俞
上髎
次髎
中髎
下髎

图 3-23

操作：

第一步：病人仰卧位，医者首先由病人的中脘向下至关元，施以一指禅推法，共 3 ~ 5 遍，手法宜沉着缓慢。再在其腹部施以摩法，以天枢穴为主，约 15 分钟。然后在腹部施以振法，以病人感觉透热为度，大约 2 分钟。按揉中脘、天枢、神阙、气海、关元，每穴大约半分钟。

第二步：病人俯卧位，医者首先在其背部从脾俞至大肠俞，施以四指禅推法，约 3 分钟。再在八髎穴处施以擦法，以透热为度，大约 3 分钟。最后按揉脾俞、胃俞、肾俞、大肠俞、足三里、上巨虚等穴，每穴 1 分钟。

前文辨证分型中提到的"湿热壅滞型"和"肾阴不足型"可分别参考本文的"湿热下注型"和"阴虚火动型"进行治疗。

考虑到有的前列腺炎病人的医学知识相对欠缺，应用辨证按摩疗法时，可能比较麻烦，因此，我们简化了上述按摩程序，广大病友们可按照下面介绍的操作，在家人的协助下，进行按摩：

第一步：病人俯卧，操作者以手掌按揉其腰骶部数次，再点按命门、肾俞、次髎各半分钟，然后以手掌运摩腰骶部3分钟。

第二步：病人仰卧，操作者站在其右侧，以手掌按揉小腹部数次，再点按气海俞、关元、中极和阳陵泉各半分钟，按揉涌泉半分钟，然后以手掌运摩小腹部3分钟。

二、前列腺炎的保健按摩

1.腹部保健 病人用双手掌在下腹部揉1～2分钟，反复按压下腹部的任脉和足太阴脾经3～5分钟，然后按揉中极1～2分钟，最后用双掌从上腹部向下推摩，以腹部消除胀满为度。（图3-24）

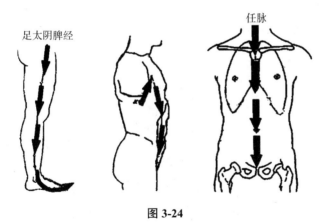

足太阴脾经

任脉

图 3-24

2.腰部保健 双掌揉脊柱两侧的膀胱经，从肾俞至八髎反复进行，时间3～5分钟；然后用手掌擦八髎穴1～2分钟，以病人自觉骨盆腔内有热感为度。

第四章　前列腺炎足底按摩法

什么是足底按摩

足底按摩是人们较为熟悉的一个名词，大大小小的"足浴"、"足疗"的广告牌让人们对足底按摩不再陌生。足底按摩，又称足部反射疗法、足部病理按摩、足道养生等，是一种以刺激足部反射区为主的按摩疗法。

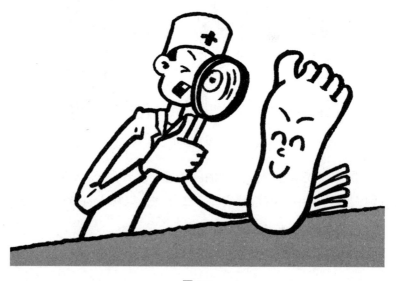

图4-1

　　什么是反射区呢？脚内有丰富的神经末梢，经这些神经末梢，信息和能量流从身体所有器官和部位反射到脚底的一定区域，这些区域即反射区。反射区是神经聚集点，这些聚集点，都与身体各器官相对应。每个器官在脚部都有一个固定的反射位置。身体右半部的器官与右脚的相应区域有联系，身体左半部的器官与左脚的相应区域有联系。当一个人身体的某个脏器或体表的某处发生病变，都会在相应反射区出现一定反应。需要特别指出的是，头部器官由于神经下行传导过程中左右交叉，故在脚部的反射区是左右交叉的，即左侧头部器官反射区在右脚，右侧头部器官反射区在左脚，例如右眼反射区在左脚，左眼反射区在右脚。

　　我们通常所接触到的足底按摩主要是用手直接或间接施力于脚部反射区，运用各种手法给脚部一定疼痛刺激，通过反射区的作用纠正身体相应器官的不正常状态，从而达到治疗保健的目的。用手按摩比较灵活，可以根据不同人对疼痛不同的耐受度来调节施力的大小，可以自我按摩，也可以互相按摩。直接按摩主要靠手来施力，而且要求达到一定的刺激程度，因此操作起来比较累，需要一定的力量与耐力。间接按摩常借助一些器具，如用按摩棒等按摩，相对来说，减轻了手的用力，比较轻松一点。也可完全不用手来按摩脚部，例如坐位或站立时，可在脚下某反射区位置垫一块鹅卵石，通过上下小幅度踮脚的运动，一起一落，使鹅卵石对脚有按摩刺激作用。其他如药物泡脚、热水烫脚、运用电磁仪器刺激脚部等也都可归入脚部按摩的范畴。

小知识

新生活原则

　　以健康为中心；糊涂一点，潇洒一点；忘记年龄，忘记名利，忘记怨恨；有个伴，有个窝，有点钱，有好友。

一、足底按摩可使用的介质

　　足底按摩治疗时常可应用介质，能增强疗效，润滑和保护皮肤。常用介质的种类如下：

1.水汁剂　可用水、姜汁、中药水煎液等，可与中药浴足结合应用。

2.酒剂　将药物置于75％酒精或白酒中浸泡而成，可用樟脑酒、椒盐酒、正骨水、舒筋活络药水等。

3.油剂　由药物提炼而成，常用的有麻油、松节油等。

4.散剂　把药物晒干，捣细，研末为散，可用摩头散、摩腰散、滑石粉等。

5.膏剂　用药物加适量赋形剂（如凡士林等）调制而成。也可应用护肤油、润肤露、按摩乳等。

二、足底按摩注意事项

1.按摩前必须剪短并洗净指甲，为了避免损伤皮肤，应在皮肤上涂上一种油膏以润滑，然后再视被按摩点的情况，采取绕圈式的揉搓或上下式的挤压方式进行按摩。而且对大部分的按摩部位来说，需要注意朝心脏方向按摩，刺激的强度应从轻到重，逐渐增加压力。

2.房间要保温、通风，保持空气新鲜。夏季治病时，不可用风扇吹患者双脚。

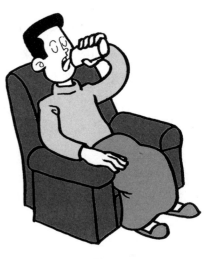

图 4-2

3.假如患者精神紧张，身体疲劳，或正处于情绪激动之中，要让患者稍事休息，待患者平静下来后再进行治疗。

4.按摩后半小时内，饮温开水500毫升（肾脏病者不要超过150毫升），以利于代谢废物排出体外。

小贴语　　　　　树枯根先竭，人老脚先衰。

5.避免压迫骨骼部位，防止骨膜发炎或出血肿胀现象（患血小板减少症者容易发生青紫肿块，应该注意）。

6.脚部受伤，避免在脚部受伤部位加压，应找出上下肢相关反射区的疼痛点按摩。

7.长期接受足部按摩，足部痛的感觉就会迟钝，这时可用盐水浸泡双脚半小时，脚的敏感性就会增强，治疗效果也会大大提高。

三、足底按摩禁忌证

任何疗法都有其局限性，不可能包治百病，例如，对于急性前列腺炎，必须首先采用药物或其他方法遏制病势的发展，而将足底按摩作为一种补充的康复手段或辅助疗法。

其次，因足底按摩有促进血液循环的作用，所以对脑出血、内脏出血及其他原因所致的严重出血病患者，不能使用，以免引起更大的出血。

第三，对那些严重肾衰、心衰、肝坏死等危重病人，足底按摩的刺激可引起强烈的反应甚至使病情恶化，故必须慎用。

第四，对于肺结核活动期的患者，不能应用，以免结核菌随血行播散，导致弥漫性、粟粒性结核的严重后果。

第五，对于频发心绞痛患者，应嘱病人绝对卧床休息，并尽量妥善送医院就医，绝不能滥用足底按摩。

第六，高热、极度疲劳、衰弱、长期服用激素、脚部病变不适用于按摩的患者不要用足底按摩。

足底按摩手法

足部按摩的手法是以拇指为主的手法，简单、方便、易学，且拇指动作最灵活，感觉最灵敏，最易施加力量，容易控制轻重，按摩的效果最好。

一、按摩手法

1.食、中指顶压法　以一手持脚，另一手半握拳，食指或中指弯曲，以近端指间关节为施力点。本手法在足底按摩中最为常用，

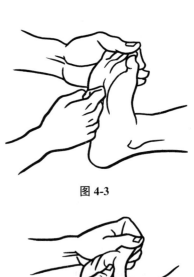

图 4-3

大部分足底穴位都可用本法治疗，最常用的穴位有肾、肾上腺、输尿管、膀胱、额窦等。（图4-3）

2.拇指指腹按揉法　即以一手握脚，另一手的拇指指腹为施力点，主要适用于足底柔软的部位，如心、性腺、胸椎、腰椎、骶椎、前列腺或子宫等。（图4-4）

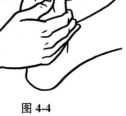

图 4-4

3.食指刮压法　就是以拇指固定，食指弯曲呈镰刀状，以食指内侧缘施力行刮压按摩，适用于面积较大的穴位，如甲状腺、生殖腺、尾骨内侧、前列腺或子宫等穴位的按摩。（图4-5）

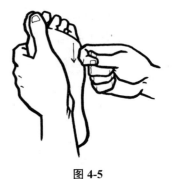

图 4-5

4.拇指尖施压法　用一只手握住脚，另一只手拇指指端用力进行按压。适用于穴位面积较小的穴位，如小脑及脑干、三叉神经、鼻、颈项、扁桃腺等穴位。（图4-6）

5.双指钳法　即一手握脚，另一手食指、中指弯曲成钳状，夹住患者的拇趾，以食指的第二指骨内侧固定足穴位置，以拇指在其上加压，适用于位于趾端的穴位，如额窦、头、目等。（图4-7）

6.双指扣拳法　用一手持脚，另一

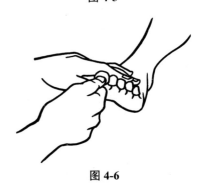

图 4-6

手半握拳，食指、中指弯曲，以食指、中指的近端指间关节顶点施力按摩。（图4-8）

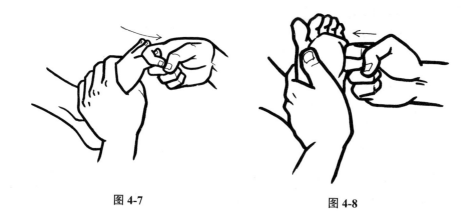

图 4-7　　　　　　　　　　　　图 4-8

7.双指捻揉法　拇、食指夹持脚趾相对捻揉，主要适用于趾端穴位的按摩。（图4-9）

8.拇指直推法

以拇指指腹沿穴位区域直推，主要适用于面积较大的穴位。（图4-10）

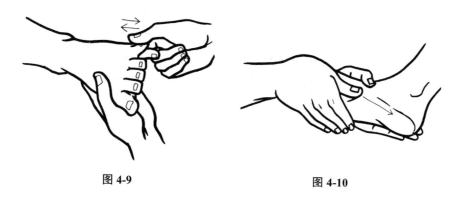

图 4-9　　　　　　　　　　　　图 4-10

二、按摩效果

对于按摩手法的选用，每人都有自己的习惯，无须等同划一，只要操作方便，按摩力度适中，能达到按摩的目的即可，无须拘泥于形式。那么，足穴的按摩刺激，会达到什么效果呢？

1. 触性刺激　对皮肤进行轻柔按摩，有镇静、安神的作用，可使身体保持平衡，改善紧张情绪，也可使感觉神经、自主神经的活动旺盛。

2. 痛性刺激　按揉压痛点，可使神经兴奋，促进内分泌功能，提高神经机能。

3. 运动刺激　利用活动关节、肌肉的方法，从生理学角度看，效果最大，它对运动神经和自主神经有较好的调整作用。

4. 压迫刺激　局部压迫，可激发肌肉的代谢活动，提高内脏功能，促进生理机能以及生长发育。

5. 叩打刺激　是指咚咚地敲打局部或全脚，以起到扩张和收缩内脏肌肉的效果。迅速叩打则可收缩肌肉血管，加强内脏机能，而缓慢地叩打则松弛肌肉，减少内脏的功能活动，使内脏得到良好休息。

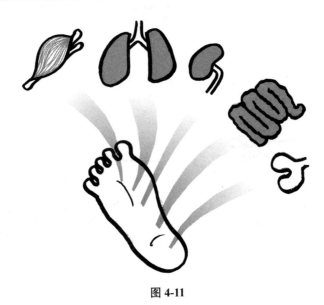

图 4-11

前列腺炎常用足底按摩法

一、常用足底反射区

前列腺：在两足跟内侧。

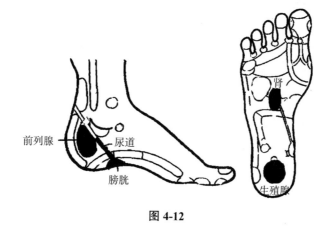

图 4-12

肾：位于双足脚掌，距脚趾约 1/3 中央凹处。

膀胱：位于足的内面，正好在足跟前内侧下部。

尿道：位于膀胱反射区向上并向后，正好位于足跟的内侧。

生殖腺：反射区在足跟外侧，右侧的反射区在左足，左侧的在右足。

二、前列腺炎的足底按摩操作

可自我按摩也可让家属帮忙按摩。自我按摩取坐位，家属按摩则可以坐着或舒适地躺下。按摩时以拇指或其他手指的指腹或指关节在足部反射区内均匀有规律地按压。首先从足趾到足跟来回按摩一遍，然后重点按摩以上反射区，根据反射区位置选择合适的操作手法，通常每个反射区操作 3 ～ 5 分钟。按摩完一侧再按摩另一侧。

1. 按摩的节奏　体质虚者，节奏要慢；壮实者，节奏要快。

2. 力度　指按摩相应区域用力的大小。通常按压至痛和不痛之间为好。

3. 刺激量　是指按摩时，对足反射区的刺激程度。每次按摩时，开始要轻刺激，治疗中间要重刺激，按摩结束前要用轻刺激。随着治疗的深入，病人耐受力的提高，治疗的刺激量要加大。每次按摩的时间应掌握在 30 ～ 40 分钟内，对重病患者，可减为 10 ～ 20 分钟；按摩结束后，要多饮开水，以促进代谢废物排出。一般每天按摩 1 次，10 ～ 15 次为一疗程。

第五章　前列腺炎的手部按摩法

同足底一样，手也是一个全息单元。在我们的手上有许许多多内脏器官的反射区，这些反射区既可以反映我们身体的健康状况，又可以通过刺激相应的反射区，达到治病的目的。

治疗前列腺炎常用手穴

1. 前列腺　中指节近指骨底处。（图 5-1）

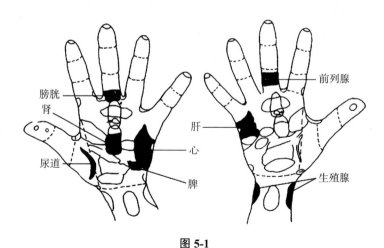

图 5-1

2. 膀胱　第三掌骨头与中指近节指骨连接处。

3.肾　位于双手掌、双手背的中部，手第二掌骨与第三掌骨中间和第三掌骨与第四掌骨中间。

4.肝　双手手掌无名指、小指中缝向下延伸至感情线交叉点下方。

5.生殖腺　此穴位于双手手背背腕两则凹陷处，每手有两处反射点，双手有四处穴点。

6.心　双手手掌小鱼际处，位于第五掌骨掌侧。

手部按摩治疗前列腺炎的操作

如何进行手部按摩呢？具体的按摩手法包括：

1.压按法　大拇指在痛点上向深处按压下去，其余四指在痛点的反面即手背处相应地对顶着。

2.揉按法　大拇指在手掌面的酸胀痛点处依顺时针方向揉按。

3.推按法　大拇指沿着酸胀痛点的肌纤维推按。

4.捆扎法　此法是为了使反射区在手指部位获得更强和更持久有效的刺激方法。可用橡皮筋等捆扎手指来获得。

5.夹法　这也是一种为了使反射区获得更强和更持久的刺激方法。可用反射夹或一般的晒衣夹夹住反射区的位置来达到目的。

6.挤压法　这是一种消除精神紧张，促进全身神经系统兴奋的方法。可把双手十指相互交叉用力握紧，用力挤压手指。

7.顶压法　双手指指尖相互对顶，也可用反射梳、铅笔或类似的器具顶压反射区域。（图5-2）

应用上述的按摩手法，每周至少按摩2次，每次15分钟。

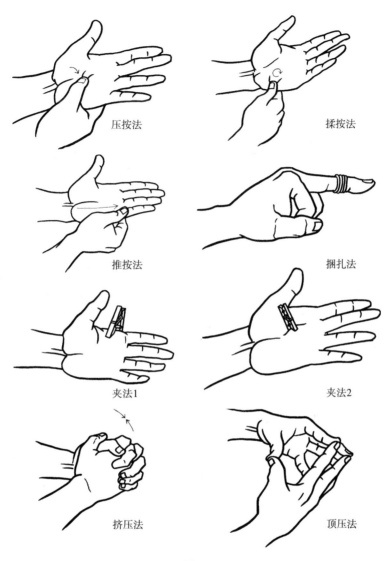

压按法　　　　　　　　揉按法

推按法　　　　　　　　捆扎法

夹法1　　　　　　　　夹法2

挤压法　　　　　　　　顶压法

图 5-2

第六章　前列腺炎的耳穴按摩法

耳朵，连通着全身。中医认为，耳者，宗脉之所聚也。意思是指耳朵是人体重要经脉汇聚的地方。古时的医学家就发现，在耳朵上面有好多点，用细棍刺这些点（也即是耳穴），能减轻或消除某些病的症状。后来，慢慢就形成了针灸推拿中的一个重要分支——耳穴按摩。

什么是耳穴

耳穴是指分布在耳郭上的腧穴，也是人体各部分的生理病理变化在耳郭上的反应点。对耳穴进行按摩刺激，可对相应身体各部起到调理治疗作用。

1. 耳郭的表面解剖名称

耳轮：耳郭卷曲的游离部分。

耳轮脚：耳轮深入耳甲的部分。

对耳轮：与耳轮相对呈"Y"字形的隆起部，由对耳轮体、对耳轮上脚和对耳轮下脚三部分组成。

对耳轮上脚：对耳轮向上分支的部分。

对耳轮下脚：对耳轮向前分支的部分。

三角窝：对耳轮上脚和下脚之间的三角形凹窝。

耳屏：耳郭前方呈瓣状的隆起。

对耳屏：耳垂上方与耳屏相对的瓣状隆起。

耳垂：耳郭下部无软骨的部分。

耳甲：部分耳轮和对耳轮、对耳屏及外耳门之间的凹窝。由耳甲艇、耳甲腔两部分组成。

耳甲腔：耳轮脚以下的耳甲部。

耳甲艇：耳轮脚以上的耳甲部。

2.耳穴分布规律

耳穴在耳郭的分布有一定规律，其分布犹如一个倒置在子宫中的胎儿，头部朝下，臀部朝上（图6-2）。其分布的规律是：与面颊相应的穴位在耳垂；与上肢相应的穴位在耳舟；与躯干相应的穴位在耳轮体部；与下肢相应的穴位在对耳轮上、下脚；与腹腔相应的穴位在耳甲艇；与胸腔相应的穴位在耳甲腔；与消化管相应的穴位在耳轮脚周围等。

初次选取耳穴治疗时，医生常有"男左女右"的习惯。患者在应用时可不拘于此，双侧轮流交替使用。

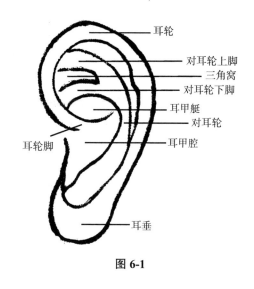

图 6-1

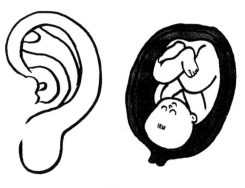

图 6-2

耳穴按摩治疗前列腺炎

一、治疗前列腺炎的常用耳穴

肾：在对耳轮下脚下方后部。

膀胱：在对耳轮下脚下方中部。

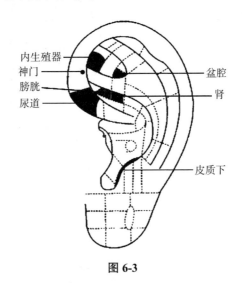

图 6-3

皮质下：在对耳屏内侧面。

内生殖器：在三角窝前 1/3 的中下部。

尿道：在耳轮脚前上方的耳轮处。

盆腔：在三角窝后 1/3 的下部。

神门：在三角窝后 1/3 的上部。

小知识

什么是前列腺增生？

　　人出生后前列腺生长很慢，进入青春期后生长加快，至中年体积保持恒定，以后表现出两种趋向：一部分人趋于萎缩，逐渐减小；另一部分人趋于增生，腺体逐渐增大。当增生的前列腺达到一定程度，压迫了尿道，引起排尿困难等一系列症状时，在医学上就称为前列腺增生症。

二、耳穴按摩法

部位：全耳。

方法：用两手掌心依次按摩耳郭腹背两侧至耳郭充血发热为止，再以两手握空拳，以拇、食两指沿着外耳轮上下来回按摩至耳轮充血发热，然后用两手由轻到重提捏耳垂 3 ～ 5 分钟。按摩完全耳后可再针对性地按摩耳穴。可用压力棒点压或揉按耳穴，也可将拇指对准耳穴，食指对准与耳穴相对应的耳背侧，拇食两指同时掐按。耳穴按摩时，可选择前列腺、内生殖器、外生殖器、膀胱、肾上腺、皮质下、神门等穴中的敏感点进行有选择地按压，每穴 1 ～ 2 分钟。

三、耳穴压籽法

选用质硬而光滑的小粒药物种子或药丸等贴压耳穴以防治疾病的方法，称为耳穴压籽法，又称压豆法、压丸法，是在耳毫针、埋针治病的基础上产生的一种简易方法。不仅能收到毫针、埋针同样的疗效，而且安全、无创、无痛，且能起到持续刺激的作用，易被患者接受。(图6-4)

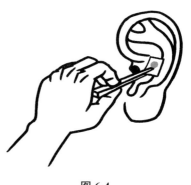

图6-4

选穴：肾、膀胱、皮质下、内生殖器、尿道、盆腔、神门。

开心一乐

住院费

一个患前列腺炎的病人向他的知心朋友说："医生说，他用十天的时间就可以使我出院。"

"那他做到了没有？"

"在第五天他就使我出院了……"

"怎么回事？"

"他给我看了住院费用的单据……"

材料：所用材料可因地制宜，植物种子、药丸等，凡是具有表面光滑，质硬无副作用，适合贴压穴位面积大小的东西均可选用，如王不留行子、油菜子、莱菔子、六神丸、绿豆、小米等。

　　方法：选择上述各穴，然后局部消毒，将材料粘附在 0.5 厘米 ×0.5 厘米大小的胶布中央，然后贴敷于耳穴上，并给予适当按压，使耳郭有发热、胀痛感（即"得气"）。一般每次贴压一侧耳穴，两耳轮流，每 3 天更换一次穴位，30 天为一个疗程。在耳穴贴压期间，应每日自行按压数次，每次每穴 1 ~ 2 分钟。

　　注意事项：使用此法时，应防止胶布潮湿或污染；耳郭局部有炎症、冻疮时不宜贴压；对胶布过敏者，可缩短贴压时间并加压肾上腺、风溪穴；按压时，切勿揉搓，以免搓破皮肤，造成感染。

第七章　前列腺炎的拔罐疗法

什么是拔罐疗法

拔罐疗法在中国几乎家喻户晓。它是古代劳动人民智慧的结晶，是传统医药学中传承下来的一个重要的治病方法。拔罐疗法是选用口径不同的玻璃罐、陶瓷罐或竹罐等，通过燃火、蒸煮或抽气的办法使罐内的气压低于大气压，即形成负压，根据病人的不同情况，吸拔在一定部位的皮肤上以治疗疾病的方法。因古人使用"兽角"作为治疗工具，故称为"角法"，又称"吸筒疗法"，民间俗称"拔火罐"。

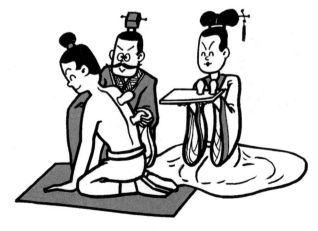

图 7-1

1. 拔罐的原理　根据中医学理论，在人体一定部位拔罐可疏通经络，活血散瘀，吸毒排脓，并能通过经络的内外连通，起到调节全身机能、平衡阴阳、扶正祛邪的作用。现代研究证实，拔罐通过机械和温热刺激，除了可以改善皮肤的呼吸和营养，有利于汗腺和皮脂腺的分泌等局部作用外，还有全身调节功能，能兴奋调节中枢神经系统，增强人体免疫功能，改善血液循环。

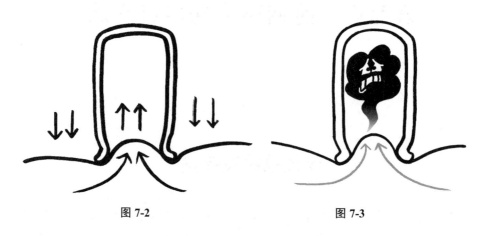

图 7-2　　　　　　　　　　　　　　图 7-3

2. 常用罐具种类

（1）玻璃罐：采用耐热质硬的透明玻璃制成，肚大口小，口边微厚而略向外翻，大小型号不等。优点是清晰透明，使用时可以窥见罐内皮肤的瘀血、出血等情况，便于掌握拔罐治疗的程度，特别适用于刺络拔罐法。缺点是闪火时导热快，且容易破碎。

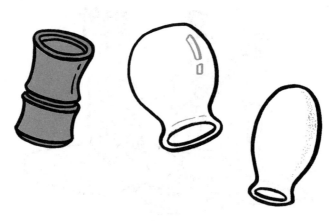

图 7-4

（2）抽气罐：分为连体式与分体式两类。连体式是将罐与抽气器连结为一体，其上半部为圆柱形的抽气筒，下半部是呈腰鼓形的罐体，采用双逆止阀产生负压，吸附力可随意调节；分体式的是罐与抽气器分开，使用时再连接，有橡皮排气球抽气罐、电动抽气罐等。抽气罐的优点是可以避免烫伤，操作方法容易掌握。不足之处是没有火罐的温热刺激。

（3）多功能罐：多功能罐是指其功能较多的罐具，是现代科技发展的产物。如将罐法与药液外敷相结合，或罐法与电磁相结合等制作而成的罐。增强了单纯拔罐的疗效，拓宽了罐法的适应证，且操作十分简便。但这种多功能罐往往存在吸拔力不强等问题。

广泛而言，只要能够吸牢皮肤，而又不损伤皮肤的类似东西，都可以用来作吸拔的罐具。民间多就地取材，如用小瓷杯、玻璃小茶杯，还有各种不同规格陶瓷或玻璃做的罐头瓶子，也有的用家庭日常量米用的"竹筒"等等。医疗机构中多用特制的玻璃罐。

3. 常用的吸拔方法

（1）火罐法（图7-5）：即闪火法，最常用，是利用燃烧时消耗罐中部分氧气，并借火焰的热力使罐内的气体膨胀而排出罐内部分空气，使罐内气压低于外面大气压（即负压），借以将罐吸着于施术部位的皮肤上。火罐法其吸拔力的大小与罐具的大小和深度、罐内燃火的温度和方式、扣罐的时机与速度及空气在扣罐时再进入罐内的多少等因素有关。如罐具深而且大，在火力旺时扣罐，罐内温度高，扣罐动作快，下扣时空气再进入罐内少，则罐的吸拔力大，反之则小，可根据临床治疗需要灵活掌握，火罐法最常用的吸拔方法是闪火法，方法如下：

用镊子或止血钳等夹住乙醇棉球，或用纸卷成筒条状，点燃后在火罐内壁中段绕1～2圈，或稍作短暂停留后迅速退出，并及时将罐扣在施术部位上，即可吸住。此法比较安全，不受体位限制，是较常用的拔罐方法，但须注意操作时不要烧罐口，以免灼伤皮肤。

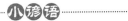 小贴语

刮痧拔罐，病好一半。

（2）水罐法：一般用竹罐在锅内加水煮沸，使用时用卵圆钳倒夹竹罐的底端，甩去罐内沸水，并用湿毛巾紧扣罐口，乘热扣在施术部位上，即能吸住。此法适用于任何部位拔罐，其吸拔力小，操作需快捷。（图7-6）

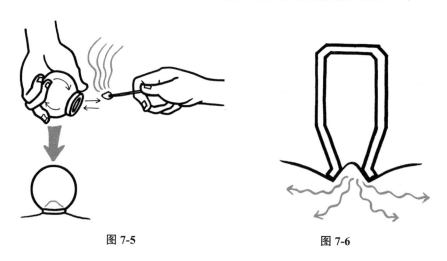

图 7-5　　　　　　　　　　　　　图 7-6

（3）抽气法：先将备好的抽气罐紧扣在需拔罐的部位上，用抽气筒将罐内的空气抽出，使之产生所需负压，即能吸住，此法适用于任何部位拔罐。

4.走罐法　又名推罐法、飞罐法，一般用于面积较大、肌肉丰厚的部位，如腰背部、大腿等处。须选口径较大的罐，罐口要求平滑且较厚实，最好选用玻璃罐，先在罐口涂一些润滑油或在走罐所经皮肤上涂以润滑油，将罐吸拔好后，以手握住罐体，稍倾斜，即推动方向的后边着力，前边略提起，慢慢向前推动，这样吸拔在皮肤表面上进行上下或左右来回推拉移动，至皮肤潮红为度。

5.起罐法　起罐亦称脱罐。用一手拿住火罐，另一手将火罐口边缘的皮肤轻轻按下，或将罐具特制的进气阀拉起，待空气缓缓进入罐内后，罐即落下。切不可硬拔，以免损伤皮肤。若起罐太快，易造成空气快速进入罐内，则负压骤减，易使患者产生疼痛。（图7-7）

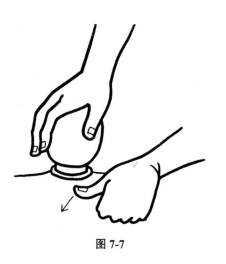

图 7-7

6.拔罐注意事项

（1）拔罐时因要暴露体表皮肤，故须注意保暖，防止受凉。

（2）初次拔罐及体弱、易紧张、年老等易发生意外反应的患者，宜选小罐具，且拔的罐数要少，宜用卧位。随时注意观察患者的面色、表情，以便及时发现和处理意外情况。若患者有晕罐征兆，如头晕、恶心、面色苍白、四肢厥冷、呼吸急促、脉细数等症状时，应及时取下罐具，使患者平卧，取头低脚高体位。轻者喝些开水，静卧片刻即可恢复。重者可针刺百会、人中等穴位以醒脑开窍。

（3）拔罐以肌肉丰满、皮下组织丰富及毛发较少的部位为宜。皮薄肉浅、五官七窍等处不宜拔罐。前一次拔罐部位的罐斑未消退之前，不宜再在原处拔罐。

（4）拔罐动作要稳、准、快，可根据病情轻重及病人体质的不同情况灵活掌握吸拔力的大小。一般来说，罐内温度高时扣罐、扣罐速度快、罐具深而大，吸拔力则大，反之则小。若吸拔力不足则要重新拔，吸拔力过大可按照起罐法稍微放进一些空气。

（5）拔罐部位肌肉厚，如臀部、大腿部，拔罐时间可略长；拔罐部位肌肉稍薄，如头部、胸部，拔罐时间宜短。气候寒冷，拔罐时间可适当延长；天热时则相应缩短。

（6）拔罐时，患者不要移动体位，以免罐具脱落；拔罐数目多时，罐具间的距离不宜太近，以免罐具牵拉皮肤产生疼痛或因罐具间互相挤压而脱落。

（7）拔罐后若出现小水泡，可不做处理，注意防止擦破，任其自然吸收；也可涂少许甲紫，或用酒精消毒后，覆盖消毒干敷料。

（8）有出血倾向者，或患出血性疾病者，禁忌拔罐；身体状态不佳，如过度疲劳、过饥、过饱、过渴等，不宜拔罐。

前列腺炎常用拔罐法

临床上应用拔罐疗法，要根据病证的性质来决定补泻，拔罐疗法的辨证治则可归纳为补法、泻法、平补平泻三种。

　　补法应用于虚证。阳虚气虚的可以用小号罐，轻轻地吸拔，留罐时间可以尽量短一些，以起到补益的"扶正"作用。偏于阴虚的可以用小竹罐、小火罐、小药罐或抽气小罐，用极小的吸拔力量，罐子能吸拔住皮肤即可，缓慢调节其功能。如果是脏腑经络之气虚弱，汗出不止，肢冷脉微，气息奄奄，以及脱肛、子宫下垂等症，则可以用中小号罐，吸拔力量稍大些，达到扶阳以固脱的目的。

　　如果病的性质属于寒证，应该用中号罐，在经络上取穴，适当用些力，加大吸拔的力量，时间稍长一点没有关系，使被拔的部位能充血出现红印，达到温通经脉、助阳以散寒邪的目的。若阳气偏虚，寒邪较盛，症见恶寒喜热，或痹痛怕冷，对此必须重拔留罐，或者走罐，来激发经气，使阳气恢复以散寒邪。

　　泻法应用于实证，包括阴、阳实证，以及身体某一部位的红肿热痛等。当邪热较盛时，治疗方法可以采用刺络拔罐或放血拔罐，或行针罐，要用大号罐，加大吸拔力量，多留置吸拔罐具的时间，使吸拔部位的皮肤达到深红色，甚至紫红色或者出水泡，以泻邪热。若是经络有瘀滞，因为扭闪或气滞血瘀而出现的肿痛，以及邪入营分的闭证，最好用三棱针刺，使局部的脉络出血，然后用大号罐，用力吸拔，留罐时间要长。

　　平补平泻法多用于临床上虚实不明显的疾病。所用的罐具都选用中号的，所施用的吸拔力量介于补泻之间，留罐时间大多数在 15 分钟左右，使吸拔部位的皮肤反应为淡红色。根据患病部位的大小，可以用多罐拔，或者按经络循行。

小知识

小故事　大智慧

　　有只虫子很喜欢捡东西，遇到中意的东西便捡来放在背上，由于慢慢的积累，小虫子终于被身上的重物给压死了。

　　很多人就像这种小虫子，只不过他们背上的东西变成了名、利、权。人的贪求一旦过多，又不能学会取舍，紧绷的那根弦终究会断裂。

　　应用拔罐疗法治疗前列腺炎时，可参照以下内容进行：

1. 湿热下注型

治则：清热利湿。

取穴：肾俞、膀胱俞、八髎、关元、中极、脾俞、阴陵泉、三阴交、太冲。（图 7-8）

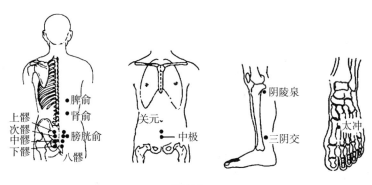

图 7-8

操作：病人取坐位，以三棱针点刺一侧肾俞、膀胱俞，然后选用中等口径的玻璃罐以闪火法吸拔两穴 10 ～ 15 分钟；让病人俯卧，选用口径合适的玻璃罐，以闪火法吸拔同侧八髎、关元、中极、脾俞、阴陵泉、三阴交、太冲 10 ～ 15 分钟。第二天再以同法拔吸另一侧穴位。每日 1 次，15 天为一疗程。

2.热毒炽盛型

治则：泻火解毒。

取穴：大椎、曲池、太冲、肾俞、膀胱俞、八髎、关元、中极、三阴交。（图 7-9）

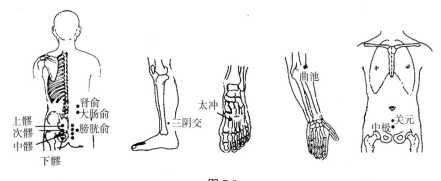

图 7-9

操作：病人俯卧，以三棱针点刺大椎、三焦俞，再选用中等口径的玻璃罐，以闪火法吸拔两穴 10 ～ 15 分钟；再选用口径合适的玻璃罐，以闪火法吸拔肾俞、膀胱俞、八髎、关元、中极、脾俞、内关、三阴交 10 ～ 15 分钟。第二天再以同法拔吸另一侧穴位。每日 1 次。

3. 气滞血瘀型

治则：疏肝理气。

取穴：肾俞、肝俞、膀胱俞、气海俞、小肠俞、八髎、中极、关元、太冲、血海。（图 7-10）

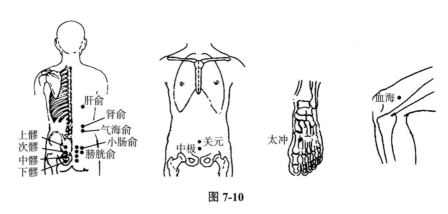

图 7-10

操作：病人取坐位，选取中等口径的玻璃罐，以闪火法沿夹脊穴走罐 5～6 次，然后再以闪火法吸拔肾俞、膀胱俞、气海俞、小肠俞、八髎、中极、关元、太冲、血海 10～15 分钟，每日 1 次，15 天为一疗程。

4. 阴虚火动型

治则：滋肾养阴，清泄相火。

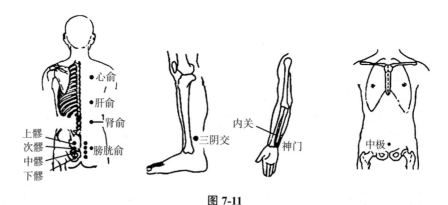

图 7-11

取穴：心俞、肾俞、命门、三阴交、膀胱俞、八髎、中极、肝俞、内关、神门。（图 7-11）

操作：病人取坐位，以三棱针点刺一侧心俞，选取中等口径的玻璃罐，以闪火法吸拔同侧肾俞、命门、三阴交、膀胱俞、八髎、中极、肝俞、内关、神门 10 ～ 15 分钟，第二天再以同法拔吸另一侧穴位。每日 1 次，15 天为一疗程。

5. 肾阳虚损型

治则：温补肾阳。

取穴：肾俞、膀胱俞、命门、八髎、中极、关元、三阴交、阴陵泉、涌泉。（图 7-12）

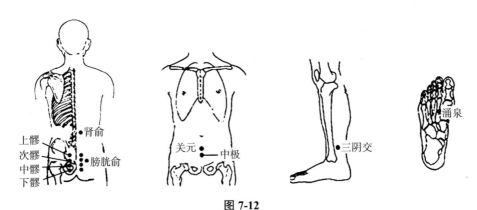

图 7-12

操作：选取口径合适的玻璃罐，以闪火法吸拔一侧肾俞、膀胱俞、命门、八髎、中极、关元、三阴交、阴陵泉、涌泉 10 ～ 15 分钟，第二天再以同法拔吸另一侧穴位，并配合按摩会阴部。每日 1 次，15 天为一疗程。

6. 中气不足型

治则：补中益气，升清降浊。

取穴：肾俞、命门、膀胱俞、脾俞、胃俞、天枢、气海俞、中极、关元、足三里。（图 7-13）

操作：选取口径合适的玻璃罐，以闪火法吸拔一侧肾俞、命门、膀胱俞、脾俞、胃俞、天枢、气海俞、中极、关元、足三里 10 ～ 15 分钟，第二天再以同法拔吸另一侧穴位。每日 1 次，15 天为一疗程。

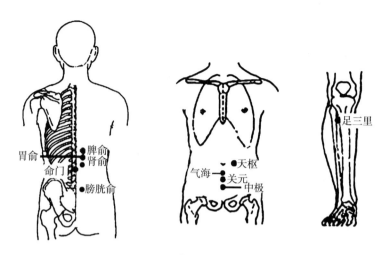

图 7-13

　　前文辨证分型中提到的"湿热壅滞型"和"肾阴不足型"可分别参考本文的"湿热下注型"和"阴虚火动型"进行治疗。

第八章　前列腺炎的刮痧疗法

什么是刮痧疗法

刮痧疗法是中医学的宝贵遗产之一。它是集针灸、按摩、拔罐、点穴之优势，通过运用特殊工具刺激人体相关经络腧穴，而达到活血化瘀、疏经通络、行气止痛、清热解毒、健脾和胃、强身健体之目的的一种治疗方法。数千年来的实践证明，该法具有简便安全、方法独特、适应性广、疗效确切等特点，深受广大群众喜爱。刮痧疗法作为自然疗法的一种，越来越受到世界各国人民的欢迎。人们也试图用各种手段研究它以使之更好地服务于人类的健康事业。

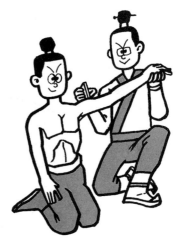

图 8-1

1. "痧"与疾病　"痧"者，"疹"也。用各种工具在人体的颈、背、胸等部位进行刮拭，刮出的红点即为"痧"。红点如粟，稍高出皮肤，可散在成片地呈现出来。"痧"是如何产生的呢？由于日晒、暑气、燥热、劳累、饮食不洁等原因，导致痧病，产生"痧"。痧病常流行于夏秋季节，临床主要有头昏脑涨、胸闷烦满、全身酸痛、倦怠乏力、四

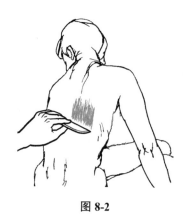

肢麻木甚至厥冷等症状表现。刮痧疗法是从刮治痧病脱胎出来的治疗方法。根据不同的痧色，还可判断疾病的位置、性质、轻重及疾病预后。若痧色呈粉红或红色，则表明疾病在表，是轻症；若痧色呈暗紫色或紫红色，表明疾病在半表半里，较重；若刮拭后出现紫黑大疱，则说明疾病在里，为重症。

图 8-2

小贴语

刮痧可去体内毒，何劳医生开仙方。

2.刮痧疗法原理　刮痧疗法的理论核心是中医的经络学说。现代医学理论将刮痧疗法视为一种特殊的物理疗法。通过对特定皮肤部位的刮拭，使人体末梢神经或感受器产生效应，能增强机体的免疫机能，对循环、呼吸中枢具有镇静作用，促进神经体液调节，促进全身新陈代谢。因此，刮痧法对前列腺炎患者可起到全身良性调节作用，促进机体康复。

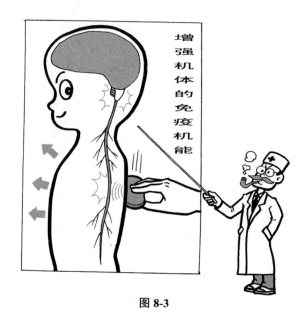

图 8-3

3. 常用的刮痧器具及介质

（1）刮痧器具：刮痧器具种类较多，材质各异。广泛地说，凡是边缘圆钝、质地较硬但不会对皮肤造成意外损伤的物品都可用来刮痧。如家庭中的汤匙、瓷碗边、梳子背儿等都是可就地取材选用的工具。

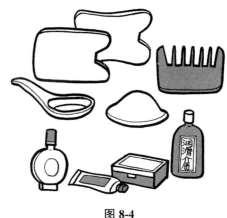

图 8-4

目前市面上也有各种各样的刮痧板出售，多选用具有清热解毒作用且不导电、不传热的水牛角制成，在几何形状上，做成不同的边、角、弯及不同厚薄，施于人体表面皮肤，可更方便地适用于人体各部位。

（2）刮痧介质：刮痧通常要用一定的润滑介质，可使用普通介质，如水、麻油、食用油等，也可根据疾病寒热辨证采用相应的药用介质。如葱姜汁或肉桂、丁香、川乌、草乌制成的油剂具有温里散寒之功效；红花油可活血祛瘀；提炼浓缩配制的威灵仙油具有祛风除湿的功效，等等。

4. 刮痧注意事项

（1）刮痧应避开皮肤黑痣、肿块、手术瘢痕等部位。

（2）体部有孔处，如肚脐、眼、鼻、口、乳头、生殖器等处不宜刮痧。

（3）刮痧力度适中，不宜过轻或过重，同时结合患者耐受力而定。

（4）刮痧后介质不宜立即擦干净。

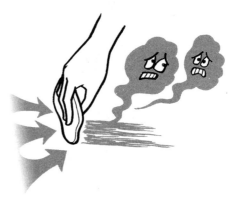

图 8-5

（5）刮痧后休息 30 分钟，方可活动。

（6）刮痧后 3 ~ 4 小时才能洗澡，禁洗冷水澡。

（7）刮痧部位可左右交替，若刮拭同一部位，应间隔 3 ~ 5 天，待肤色由紫红或暗红逐渐变浅淡后方可进行再次刮痧。

（8）刮痧晕昏处理方法：平卧，松开衣领、腰带，刮拭人中穴，待清醒后喝温糖水，休息半小时即可。

署　名

林肯正在演讲，下面传来一张纸条，上面只有两个字："笨蛋！"林肯笑了笑，对大家说："我收到过许多匿名信，全都只有正文，不见写信人的署名。今天却例外，刚才这位先生写上了自己的名字，却忘了写正文。"

5.刮痧疗法禁忌证

（1）有出血倾向性疾病，如紫癜、白血病、严重贫血等禁刮。

（2）严重内科疾病，如有严重心、脑、肺疾病等禁刮。

（3）严重的传染性疾病，如重症肝炎、活动性肺结核等禁刮。

（4）各种晚期肿瘤禁刮。

（5）皮肤疾病如湿疹、癣、疱疹、疥疮等，禁在患处刮痧。

（6）骨折患处禁刮。

（7）年老，久病体虚，或过饥过饱，酒醉、过劳之后，均不宜刮痧。

前列腺炎常用刮痧疗法

刮痧疗法作为中医学较为有效的治疗方法，在前列腺炎的治疗中也有较为良好的效果，在应用刮痧疗法治疗前列腺炎时，首先要熟悉刮痧治疗的各种手法及适应证，例如，对于过于虚弱的患者不宜进行刮痧治疗，前列腺炎患者在全身状况不是太好时，要结合全身状况来选择刮痧治疗的时机。同时也不要因为害怕刮痧治疗而放弃这种有效的治疗方式。

一、前列腺炎刮痧治疗部位

采用刮痧法治疗前列腺炎，多在局部选取一些穴位，或者根据辨证在全身选取穴位来进行刮拭，也可用刮痧板沿相关经络刮拭，刺激经络，促进气血运行，而达到预防和治疗的目的。常用穴位前面已介绍，这里介绍一下刮痧治疗前列腺炎可用的经络。

1.足厥阴肝经

起始于第一足趾背部毫毛丛生处，即大敦穴，沿着足背内侧向上行走，在踝关节处，经过内踝尖前1寸处，沿小腿内侧上行，在内踝尖上8寸处与足太阴脾经相交，走行于其后，经过腘窝内侧，沿大腿内侧，进入阴毛中，环绕阴部，上达小腹，经过胃旁，归属于肝，联络于胆，再上行经过横膈，分布于胁肋，沿着喉咙的后面继续上行，进入鼻咽部，连接于"目系"（眼球联系于脑的部位），向上出于前额，在头顶与督脉会合。

另外，足厥阴肝经还有两条支脉：

"目系"支脉：从"目系"下行经过面颊，环绕嘴唇。

肝部支脉：从肝部分出，通过横膈，向上经过肺部，与手太阴肺经相接。

爆笑短信二则

（一）

上联：风在刮，雨在下，我在等你回电话

下联：为你生，为你死，为你守候一辈子

横批：发错人了

（二）

一农户明天要杀鸡，晚上喂鸡时说："快吃吧，这是你最后一顿饭！"第二日见鸡已躺倒并留遗书：我已吃老鼠药，你们也别想吃我，我也不是好惹的！

2.足少阴肾经

起始于第五足趾下面，斜向足心走行，经过足舟骨粗隆下方、内踝后方，进入足跟，再向上行于腿肚内侧、腘窝内侧，向上经大腿内侧后缘上行于脊柱，归属于肾，联络膀胱。其直行的支脉从肾向上经过肝，通过膈，进入肺部，并沿着喉咙夹于舌。其支脉从肺部出来联络于心，注入胸中，与手厥阴心包经相交接。

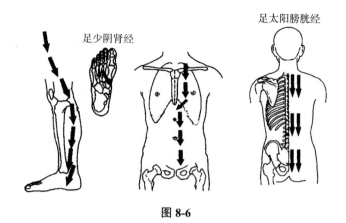

足少阴肾经

足太阳膀胱经

图 8-6

3.足太阴脾经

起始于第一足趾末端的隐白穴，沿着该足趾内侧足底与足背交界处的部位，经过第一足趾根部的关节后面，上行至内踝前面，再上行小腿，沿胫骨后面，与足厥阴肝经相交，行于其前，行经膝部、大腿的内侧前缘，进入腹部，归属于脾脏，联络于胃，通过横膈上行，夹于咽部两旁，联系舌根，分散于舌下。

另外，足太阴脾经在胃还有一条支脉，向上通过横膈，流注于心中，与手少阴心经相接。

4.足太阳膀胱经

起始于内眼角稍上方的凹陷处，向上经过额部，至颠顶。

颠顶部的支脉：走行于从头顶至耳上角的部位。

颠顶部直行的支脉：从头顶入里，联络于脑，出脑向下行于项部，沿着肩胛部内侧，在脊柱两侧下行，到达腰部，从脊柱两侧肌肉进入体腔，联络于肾脏，归属于膀胱。

腰部的支脉：向下行走，经过臀部，进入腘窝。

后项的支脉：通过肩胛骨内侧缘向下行走，经过臀部，沿着大腿后外侧下行，在腘窝中与从腰部下来的支脉会合，继续向下经过腓肠肌，在踝关节后面，沿着足背外缘的骨性隆起，即第五跖骨粗隆，至第五小趾外侧端，与足少阴肾经相接。

二、辨证刮痧

1. 湿热下注型

治则：清热利湿。

取穴：足太阴脾经、足厥阴肝经在下肢的循行线及肾俞、气海俞、膀胱俞。（图8-7）

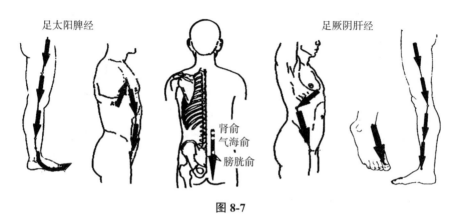

足太阳脾经　　　　　　　　　　　　　足厥阴肝经

肾俞
气海俞
膀胱俞

图 8-7

操作：病人俯卧，用刮痧板蘸水在其腰骶部沿膀胱经刮肾俞、气海俞、膀胱俞三穴；病人仰卧，沿足太阴脾经、足厥阴肝经在下肢的循行线由上向下刮拭，以出痧为度。一般3～6天后痧退，再刮第二遍，至愈为度。

小知识

刮痧的角度、力道、方向如何掌握？

将刮痧板与皮肤成90度角，垂直下压，单方向刮。力度由轻渐重，就不会痛，不会受伤。一次大约刮5～10分钟即可，刮到颜色不再变，就可停止。

2. 热毒炽盛型

治则：泻火解毒。

取穴：足太阳膀胱经背部循行线、大椎、三焦俞、肾俞、气海俞、膀胱俞。（图8-8）

操作：病人俯卧，用刮痧板蘸水在其背部由上向下沿膀胱经循行线刮拭，重点刮大椎、三焦俞、肾俞、气海俞、膀胱俞等穴。以上每穴刮拭 20～30 次，以出痧为度，手法以泻法为主。一般 3～6 天后痧退，再刮第二遍，至愈为度。

3. 气滞血瘀型

治则：疏肝理气。

取穴：足太阳膀胱经背部循行线、肝俞、三焦俞、血海、曲泉。（图 8-9）

操作：病人俯卧，用刮痧板蘸水在其背部由上向下沿膀胱经循行线刮拭，重点刮肝俞、三焦俞。然后仰卧，同法刮血海、曲泉。以上每穴刮拭 20～30 次，以出痧为度，手法以泻法为主。一般 3～6 天后痧退，再刮第二遍，至愈为度。

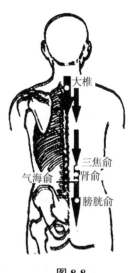

图 8-8

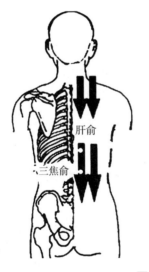

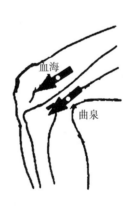

图 8-9

4. 阴虚火动型

治则：滋肾养阴，清泄相火。

取穴：足少阴肾经在下肢的循行线、心俞、厥阴俞、肝俞。（图 8-10）

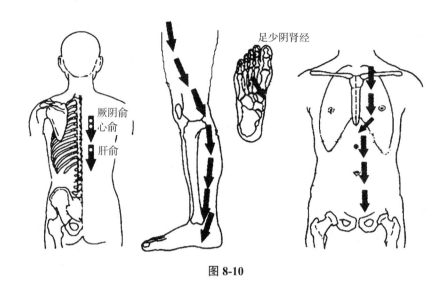

图 8-10

操作：病人俯卧，用刮痧板蘸水在其背部由上向下沿膀胱经循行线刮拭，重点刮心俞、厥阴俞、肝俞。然后仰卧，同法沿足少阴肾经在下肢的循行线由上向下刮。以上每穴刮拭 20～30 次，

以出痧为度，手法以泻法为主。一般 3～6 天后痧退，再刮第二遍，至愈为度。

5. 肾阳虚损型

治则：温补肾阳。

取穴：督脉、足太阳膀胱经背部循行线、命门、肾俞。（图 8-11）

操作：病人俯卧，用刮痧板蘸水在其背部由上向下沿督脉、膀胱经循行线刮拭，重点刮命门和双侧肾俞。以出痧为度，手法以泻法为主。一般 3～6 天后痧退，再刮第二遍，至愈为度。

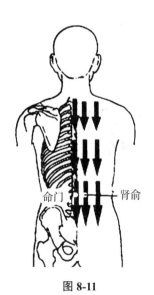

图 8-11

6. 中气不足型

治则：补中益气，升清降浊。

取穴：督脉、脾俞、胃俞、肾俞、志室、气海俞、中极、关元、血海、曲泉、足三里。（图 8-12）

操作：病人俯卧，用刮痧板在其腰骶部由上向下，先刮督脉后刮膀胱经

和夹脊穴，重点刮脾俞、胃俞、肝俞、心俞、肾俞、命门、志室等穴；病人仰卧，沿任脉重点刮其气海、关元、中极，沿肾经刮大赫；随后沿小肠经重点刮手背部的后溪穴，再刮下肢前侧脾经的血海及胃经的足三里，最后刮下肢内侧肝经的曲泉和脾经的三阴交。以上每穴刮拭 20 ~ 30 次，以出痧为度，手法以补法为主。一般 3 ~ 6 天后痧退，再刮第二遍，至愈为度。

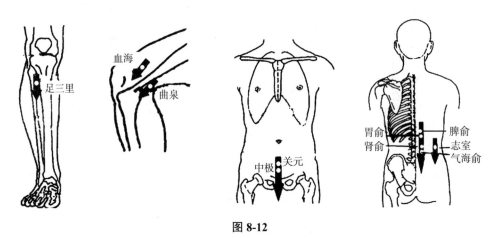

图 8-12

前文辨证分型中提到的"湿热壅滞型"和"肾阴不足型"可分别参考本文的"湿热下注型"和"阴虚火动型"进行治疗。

需要注意的是，刮痧时应以出痧为好，但不必过分追求痧的出现，因为痧的出现受多方面的影响，例如病人的体质、病情、室内温度以及刮痧的部位等。所以，对不易出痧的病证和部位，只要刮拭方法和部位正确，就有治疗效果。

第九章　前列腺炎的中药治疗

什么是中药

　　汤药是中药最普遍的应用剂型。俗话说："草根树皮治大病"。中药治疗疾病有其独特的优势和功效，近年来逐渐成为自然疗法的一种。中药大部分为天然药材，种类繁多，包括植物、动物和矿物。仅典籍所载的就有3000种以上。而中药之所以叫做"中药"，是因为这些药物的使用是以中医学理论为指导，有着独特的理论体系和应用形式，充分反映了我国历史文化的特点。若不是按照中医学的理论进行应用，则不能称其为"中药"。

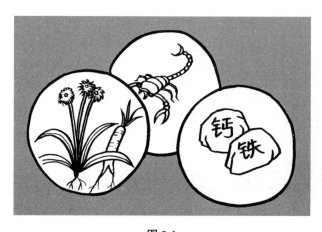

图 9-1

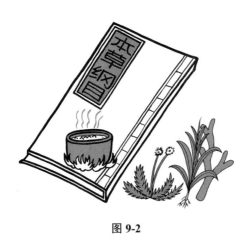

图 9-2

我国幅员辽阔，古人经过长期的使用、观察和比较，知道即使是分布较广的药材，由于自然条件的不同，各地所产的质量规格也不一样，于是便有了"道地药材"之说，如四川的黄连、川芎、附子，广东的陈皮，东北的人参、细辛、五味子，云南的茯苓，河南的地黄，山东的阿胶等等，从古到今都是著名的"道地药材"。在现代的技术条件下，某些原来产量不多而需要量日益增加的药材的异地引种和动物驯养已经开展，而研究"道地药材"的生态系统和栽培技术等仍是确保药材原有功效的关键。

1.中药的性能　每一味中药都有自己独特的性能，主要包括性、味、归经、升降浮沉及有毒无毒等方面。药性包括寒、热、温、凉四性，还有一些寒热之性不甚显著的药物为平性药。药性可反映药物的主治范围，如寒性药可治疗热性疾病，热性药可治疗寒性疾病等。药味主要有辛、甘、酸、苦、咸五种，辛味有发散、行气、行血作用，甘味有补益、和中、缓急等作用，酸味有收敛、固涩作用，苦有泄和燥的作用，咸有软坚散结、泻下作用。另外，还有淡味药，多有渗湿、利尿作用。味的概念，不仅表示味觉感知的真实滋味，同时也反映了药物的实际功效。升降浮沉反映的是药物作用于人体后的趋势和走向。归经是指药物对某一经（经络及其属络脏腑）或某几经发生明显的作用，而对其他经则作用较小，或没有作用，也就是药物对于机体某部分的选择性作用。某味药归哪经不是古人凭空想象出来的，而是内证试验的结果，是古人智慧的结晶。中药的"毒"有广义、狭义之分，广义的

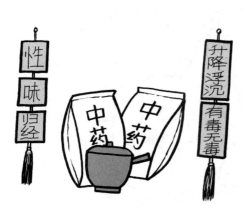

图 9-3

"毒"是指药物的偏性，凡药皆有"毒"，狭义的"毒"则是药物的毒性、毒副作用。认识药物有毒、无毒，对于指导临床具体用药有至关重要的作用。在很多人眼里，中药是没有副作用的，实际不然。中药也是药，俗话说得好："是药三分毒"。正确运用中药是避免或减缓副作用的关键。临床使用中药必须在中医理论的指导下明确辨证，对证用药。

小知识

中药忌用热水煎煮

直接用热水煎煮，中药材表层的淀粉、蛋白质等成分会突然受热而糊化或凝固，妨碍淀粉、蛋白质本身的浸出，也阻碍中药材内部其他有效成分的浸出。

2.中药的应用 掌握了药物的性能，还必须明确药物的配伍禁忌、用药禁忌、用药剂量和服法等，方能正确用药。前人将使用单味药称作"单行"，而多味药共同使用则要讲究"配伍"。中药的配伍关系可有相须、相使、相畏、相杀、相恶、相反六种关系。

相须是性能功效相类似的药物配合应用，可以增强其原有疗效；相使是相似的药物配合应用时，以一种药物为主，另一种为辅，从而提高主药的疗效；相畏是一种药物的毒性反应

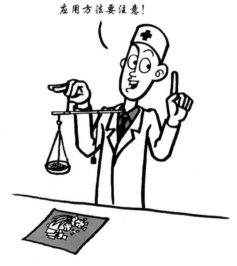

应用方法要注意！

图 9-4

或副作用，能被另一药物减轻或消除；相杀则反之，是一种药物能减轻或消除另一种药物的毒性或副作用；相恶是两种药物共同使用时，相互作用可使药物原有功效降低，甚至丧失药效；相反是两种药物合用时，能产生毒性反应或副作用。因为药物相反会产生不良后果，故历代对此都比较重视。妊娠时期服用中药也有禁忌，一般来说，毒性较强或药性猛烈的药物禁用；行气活血以及辛热的药物慎用。服用中药也有饮食禁忌，即俗话说的"忌口"。另外，由于疾

病的关系，在服药期间，凡属生冷、黏腻、腥臭等不易消化及有特殊刺激性的食物，都应根据需要予以避免。高热患者还要忌油腻。

3.汤药的煎制　首先，将药物放入陶瓷砂锅内（不宜选用铁锅、锡锅等），加冷水漫过药面，视药材的质地浸泡20分钟到2小时。上火煮沸后，改用微火再煎煮5～10分钟，将药液倒出，再添加适量冷水上火煎煮，煮沸后将药液倒出，两次药液合并服用。

一般来说，解表或芳香类的药物不宜久煎，防止有效成分挥发；滋补类的药物可延长煎煮时间，以使有效成分充分析出。有些药物要先煎，有些药物要在即将煮沸时才放入，有些药物要单煎，有些药物可不用煎，而是用煎好的药液来冲服，这些都要根据医嘱来操作。

4.汤药的服法　就服药时间来说，一般在饭前约1小时服用；对胃肠有刺激的药物宜在

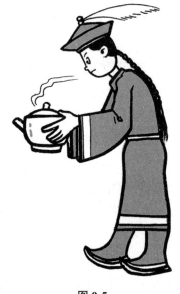

图 9-5

饭后服；滋补类药宜空腹服；安神药宜睡前服。另外根据病情，有的一天可几次服用，有的也可代茶饮，不拘时候服。就服用方法来说，多是一天一剂药，分两次服。服用要温服，不可凉服，放入冰箱冷藏的药液再次服用时要加热。

前列腺炎常用中药简介

通过本章前文的介绍，相信读者会对传统而又神秘的中草药有了一个基

本的了解。下面我们具体看一看，可以用于治疗前列腺炎的中草药有哪些。

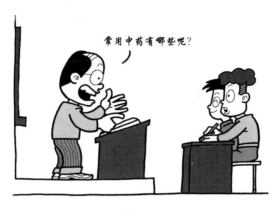

图 9-6

1. 柴胡

药源：为伞形科草本植物柴胡的根或全草。

性味归经：苦、辛，微寒。归心、肝、三焦、胆经。

功效：和解退热，舒肝解郁，升举阳气。

2. 升麻

药源：为毛茛科草本植物升麻的根茎。

性味归经：辛、甘，微寒。归肺、脾、大肠、胃经。

功效：发表透疹，清热解毒，升阳举陷。

3. 知母

药源：为百合科草本植物知母的根茎。

性味归经：苦、甘，寒。归肺、胃、肾经。

功效：清热泻火，滋阴润燥。

4. 栀子

药源：为茜草科灌木植物栀子的成熟果实。

性味归经：苦，寒。归心、肺、胃、三焦经。

功效：泻火除烦，清热利湿，凉血解毒。

5. 黄柏

药源：为芸香科落叶乔木黄柏除去栓皮的树皮。

性味归经：苦，寒。归肾、膀胱、大肠经。

功效：清热燥湿，泻火解毒，退虚热。

6. 龙胆草

药源：为龙胆科草本植物龙胆的根。

性味归经：苦，寒。归肝、胆、胃经。

功效：清热燥湿，泻肝火。

7. 生地

药源：为玄参科草本植物地黄的根。

性味归经：甘、苦，寒。归心、肝、胃经。

功效：清热凉血，养阴生津。

8. 赤芍

药源：为毛茛科草本植物毛果赤芍和卵叶赤芍或芍药的根。

性味归经：苦，微寒。归肝经。

功效：清热凉血，祛瘀止痛。

9. 蒲公英

药源：为菊科草本植物蒲公英及其多种同属植物的带根全草。

性味归经：苦、甘，寒。归肝、胃经。

功效：清热解毒，利湿。

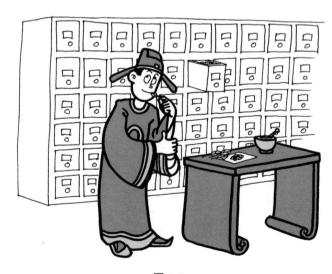

图 9-7

10. 野菊花

药源：为菊科草本植物野菊的头状花序。

性味归经：苦、辛，微寒。归肺、肝经。

功效：清热解毒。

小知识

不宜煎煮的中药

1. 贵重药：如参三七、鹿茸、紫河车、蛤蚧、冬虫夏草等。
2. 芳香药：如麝香、冰片、樟脑、苏合香、安息香等。
3. 消食药：如谷芽、麦芽、鸡内金等。
4. 驱虫药：如雷丸等。
5. 胶类药：如阿胶、龟板胶等。

11. 大黄

药源：为蓼科草本植物大黄的根及根茎。

性味归经：苦，寒。归脾、胃、大肠、肝、心经。

功效：泻下攻积，清热泻火，止血，解毒，活血祛瘀。

12. 茯苓

药源：为多孔科真菌茯苓的菌核。

性味归经：甘、淡，平。归心、脾、肾经。

功效：利水渗湿，健脾安神。

13. 猪苓

药源：为多孔科真菌猪苓的菌核。

性味归经：甘、淡，平。归肾、膀胱经。

功效：利水渗湿。

14. 泽泻

药源：为泽泻科多年生沼泽植物泽泻的块茎。

性味归经：甘、淡，寒。归肾、膀胱经。

功效：利水渗湿，泄热。

15. 玉米须

药源：为禾本科一年生草本植物玉蜀黍的花柱和柱头。

性味归经：甘，平。归膀胱、肝、胆经。

功效：利水消肿，利湿退黄。

16. 车前子

药源：为车前科多年生草本植物车前或平车前的成熟种子。

性味归经：甘，寒。归肾、肝、肺经。

功效：利尿通淋，渗湿止泻，清肝明目，清肺化痰。

17. 滑石

药源：硅酸盐类矿物滑石。

性味归经：甘、淡，寒。归胃、膀胱经。

功效：利水通淋，清解暑热，收湿敛疮。

18. 瞿麦

药源：为石竹科草本植物瞿麦和石竹的带花全草。

性味归经：苦，寒。归心、小肠、膀胱经。

功效：利尿通淋，活血通经。

19. 萹蓄

药源：为蓼科草本植物萹蓄的全草。

性味归经：苦，微寒。归膀胱经。

功效：利尿通淋，杀虫止痒。

20. 通草

药源：为五加科灌木植物通脱木的茎髓。

性味归经：甘、淡，微寒。归肺、胃经。

功效：清热利湿，通气下乳。

21. 萆薢

药源：为薯蓣科多年蔓生草本植物绵萆薢和粉背薯蓣的根茎。

性味归经：苦，微寒。归肝、胃经。

功效：利湿去浊，祛风除湿。

22. 陈皮

药源：为芸香科常绿小乔木橘成熟果实的果皮。

性味归经：辛、苦，温，归脾、肺经。

功效：理气健脾，燥湿化痰。

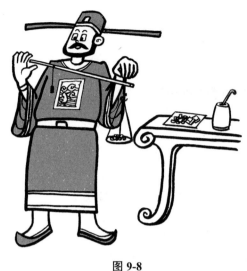

图 9-8

23. 川楝子

药源：为楝科乔木川楝的成熟果实。

性味归经：苦，寒。有小毒。归肝、胃、小肠、膀胱经。

功效：杀虫疗癣，行气止痛。

24. 蒲黄

药源：为香蒲科水生草本植物香蒲的花粉。

性味归经：甘，平。归肝、心经。

功效：化瘀止血，利尿。

25. 乳香

药源：为橄榄科小乔木乳香树皮部渗出的树脂。

性味归经：辛、苦，温。归肝、脾、心经。

功效：活血行气止痛，消肿生肌。

26. 没药

药源：为橄榄科没药树皮部渗出的油胶树脂。

性味归经：苦、辛，平。归心、肝、脾经。

功效：活血止痛，消肿生肌。

27. 丹参

药源：为唇形科草本植物丹参的根及根茎。

性味归经：苦，微寒。归心、肝经。

功效：活血调经，凉血消痈。

28.桃仁

药源：为蔷薇科植物桃或山桃的成熟种子。

性味归经：苦、甘，平。有小毒。归心、肝、大肠经。

功效：活血祛瘀，润肠通便。

小知识

前列腺炎引起不育

患慢性前列腺炎的男性青壮年，大多数能正常生育，但有少数病人会由此而失去生育能力，这是因为：①藏在前列腺内的病原微生物会直接杀伤精子，减少精子的数量，降低精子的活力，从而使精子不能完成生育的使命；②由于患慢性前列腺炎时，前列腺分泌液的数量和质量发生了改变，以致影响生育。

29.红花

药源：为菊科草本植物红花的花。

性味归经：辛，温。归心、肝经。

功效：活血通经，祛瘀止痛。

30.益母草

药源：为唇形科草本植物益母草的地上部分。

性味归经：苦、辛，微寒。归肝、心、膀胱经。

功效：活血调经，利水消肿。

31.泽兰

药源：为唇形科草本植物毛叶地瓜儿苗的地上部分。

性味归经：苦、辛，微温。归肝、脾经。

功效：活血祛瘀，调经，利水消肿。

32.牛膝

药源：为苋科草本植物牛膝和川牛膝的根。

性味归经：苦、甘、酸，平。归肝、肾经。

功效：活血通经，补肝肾，强筋骨，利水通淋，引火下行。

33. 王不留行

药源：为石竹科草本植物麦蓝菜的成熟果实。

性味归经：苦，平。归肝、胃经。

功效：活血通经，下乳，消痈，利尿通淋。

34. 穿山甲

药源：为脊椎动物鲮鲤的鳞片。

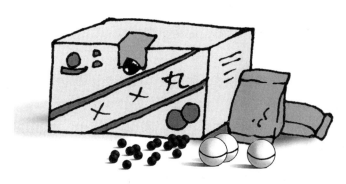

图 9-9

性味归经：咸，微寒。归肝、胃经。

功效：活血散结，通经下乳，消肿排脓。

35. 石菖蒲

药源：为天南星科草本植物石菖蒲的根茎。

性味归经：辛、苦，温。归胃、心经。

功效：开窍宁神，化湿和胃。

36. 人参

药源：为五加科草本植物人参的根。

性味归经：甘、微苦，微温。归心、肺、脾经。

功效：大补元气，补脾益气，生津安神。

37. 黄芪

药源：为豆科草本植物蒙古黄芪或膜荚黄芪的根。

性味归经：甘，微温。归脾、肺经。

功效：补气升阳，益胃固表，利水消肿，托疮生肌。

38. 白术

药源：为菊科草本植物白术的根茎。

性味归经：苦、甘，温。归脾、胃经。

功效：补气健脾，燥湿利水，止汗安胎。

39. 山药

药源：为薯蓣科草本植物薯蓣的根茎。

性味归经：甘，平。归脾、肺、肾经。

功效：益气养阴，补脾肺肾，固精止带。

40. 甘草

药源：为豆科草本植物甘草、胀果甘草或光果甘草的根及根茎。

性味归经：甘，平。归心、脾、胃、肺经。

功效：益气补中，清热解毒，祛痰止咳，缓急止痛，调和药性。

41. 益智仁

药源：为姜科草本植物益智的成熟果实。

性味归经：辛，温。归脾、肾经。

功效：暖肾固精缩尿，温脾止泻摄唾。

这是什么？

年轻的女教师在黑板上画了一个苹果后，对孩子们问道："孩子们，这是什么？""屁股！"孩子们齐声答道。

女教师哭着跑出教室，并把状告到校长那里："真是，孩子们嘲笑人。"校长来到教室里："你们为什么把老师气哭了？啊！而且还在黑板上画了个屁股！"

42. 菟丝子

药源：为旋花科寄生草本植物菟丝子的成熟种子。

性味归经：甘，温。归肝、肾、脾经。

功效：补肾固精，养肝明目，止泻安胎。

43. 续断

药源：为川续断科草本植物川续断的根。

性味归经：苦、甘、辛，温。归肝、肾经。

功效：补肝肾，强筋骨，止血安胎，疗伤续折。

44.当归

药源：为伞形科草本植物当归的根。

性味归经：甘、辛，温。归肝、心、脾经。

功效：补血，活血，调经，止痛，润肠。

45.熟地

药源：为生地黄经加黄酒拌蒸至内外色

黑，油润，或直接蒸至黑润而成。

性味归经：甘，微温。归肝、肾经。

功效：补血滋阴，益精填髓。

46.枸杞子

药源：为茄科植物宁夏枸杞的成熟果实。

性味归经：甘，平。归肝、肾经。

功效：补肝肾，明目。

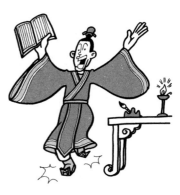

图 9-10

47.龟板

药源：为龟科动物乌龟的背甲及腹甲。

性味归经：甘、咸，寒。归肝、肾、心经。

功效：滋阴潜阳，益肾健骨，固精止血，养血补心。

48.五味子

药源：为木兰科落叶乔木五味子的成熟果实。

性味归经：酸、甘，温。归肺、心、肾经。

功效：敛肺滋肾，生津敛汗，涩精止遗，宁心安神。

49.五倍子

药源：为漆树科植物盐肤杨、青麸杨或红麸杨叶上的虫瘿。

性味归经：酸、涩，寒。归肺、大肠、肾经。

功效：敛肺降火，涩肠止泻，固精止遗，敛汗止血。

50.山茱萸

药源：为山茱萸科植物山茱萸的成熟果肉。

性味归经：酸、涩，微温。归肝、胃经。

功效：补益肝肾，收敛固涩。

51.黄芩

药源：为唇形科草本植物黄芩的根。

性味归经：苦，寒。归肺、胃、胆、大肠经。

功效：清热燥湿，泻火解毒，凉血止血，除热安胎。

52.乌药

药源：为樟科植物乌药的根。

性味归经：辛，温。归肺、脾、肾、膀胱经。

功效：行气止痛，温肾散寒。

前列腺炎常用偏方验方

偏方验方是劳动人民几千年来长期与疾病作斗争的经验总结，民间广为流传，深受其益。偏方验方更体现了独特的疗效，现收录部分，分类整理如下。

一、治疗急性前列腺炎的偏方验方

1.湿热壅滞型

选方1：升清降浊汤

组成：柴胡8克，升麻6克，桔梗9克，茯苓10克，猪苓10克，泽泻10克，车前子10克，通草10克。

用法：水煎服，每日1剂，分2次饮服。

功用：升清降浊，利湿泄热。

> **小知识**
>
> **前列腺的保养秘方 1**
>
> 检查包皮是否过长，过长者要及早做包皮环切手术，防止细菌藏匿并经尿道逆行进入前列腺。同时及时清除身体其他部位的慢性感染病灶，防止细菌从血液进入前列腺。

选方 2：铁军汤

组成：滑石 12 克，生栀子 12 克，玄参 12 克，生大黄 12 克，苏叶 12 克，神曲 12 克，马鞭草 12 克，川牛膝 12 克，生地 15 克，生山楂 18 克，青皮 6 克。

用法：水煎服，每日 1 剂，分 2 次饮服。

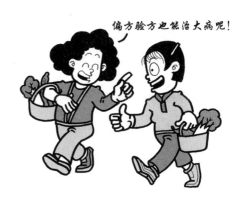

图 9-11

功用：解毒清热利湿。

选方 3：二仙三妙汤

组成：芡实 30 克，金樱子 30 克，黄柏 20 克，苍术 5 克，牛膝 10 克。

用法：水煎服，每日 1 剂。

功用：收敛祛湿，清热燥湿。

选方 4：清化散结汤

组成：黄柏 15 克，丹参 15 克，赤芍 15 克，紫草 15 克，鱼腥草 15 克，野菊花 15 克，白花蛇舌草 30 克，连翘 20 克，黄芪 20 克。

用法：水煎服，每日 1 剂，分 2 次饮服。

功用：清热解毒，利湿通淋。

2. 热毒炽盛型

选方 1：益蒲车苓汤

组成：益母草 30 克，蒲公英 20 克，土茯苓 20 克，车前子 20 克，玉米须 20 克，瞿麦 10 克，赤芍 10 克，皂角刺 10 克，乌药 10 克，甘草梢 5 克。

用法：水煎服，每日 1 剂。

功用：清热利湿，凉血解毒。

选方 2：黄芪甘草汤

组成：生黄芪 50 克，甘草 12 克，丹参 20 克，赤小豆 20 克。

用法：水煎服，每日 1 剂。

功用：清热解毒，益气活血。

二、治疗慢性前列腺炎的偏方验方

1. 湿热下注型

选方1：锦琥汤

组成：大黄、半夏各10～15克，琥珀末5～10克。

用法：大黄、半夏煎水取汁200毫升，每日早晚各100毫升冲服琥珀末。

功用：清热利湿导滞。

选方2：前列腺炎汤

组成：丹参9克，泽兰9克，赤芍9克，桃仁9克，红花9克，王不留行9克，青皮9克，白芷9克，川楝子9克，小茴香9克，乳香9克，没药9克，败酱草15克，蒲公英30克。

用法：水煎服，每日1剂。

功用：活血通络，清热利湿。

选方3：蛇琥汤

组成：白花蛇舌草30克，半夏10克，琥珀末5～10克。

用法：白花蛇舌草、半夏煎水取汁200毫升，每日早晚各100毫升冲服琥珀末。

功用：清热利湿导滞。

小知识

中药妙对

中药名及成药名往往寓意深远，不少文人雅士巧妙地运用药名拟定药联，给药物以活力，赋草木以生机，在表现手法上也颇为工整严谨，使人们读后既得到艺术享受，又增进对中药的认识，极富情趣。兹采撷一二，以供欣赏。

白头翁，持大戟，跨海马，与木贼草蔻战百合，旋覆回朝，不愧将军国老。红娘子，插金簪，戴银花，比牡丹芍药胜五倍，苁蓉出阁，宛如云母天仙。

刘寄奴含羞望春花；徐长卿砒霜采腊梅。

风月前胡夜，轩窗半夏凉。

红娘子上重楼，连翘百步；白头翁坐常山，独活千年。

2. 阴虚火动型

选方 1：加减固阴煎

组成：熟地 15 克，金樱子 15 克，芡实 15 克，覆盆子 12 克，仙灵脾 12 克，锁阳 12 克，五味子 10 克，山萸肉 10 克，刺猬皮 10 克，制首乌 30 克。

用法：水煎服，每日 1 剂，分 2 次饮服。

功用：补阴温阳。

选方 2：知柏五子汤

组成：黄柏 10 克，太子参 10 克，乌梅 10 克，白芍 10 克，金樱子 10 克，覆盆子 10 克，川续断 10 克，知母 6 克，芡实 15 克，益智仁 15，枸杞子 15 克，牡蛎 15 克，桑寄生 15 克，甘草 15 克，菟丝子 12 克，赤茯苓 12 克，地龙 12 克，红花 12 克。

用法：水煎服，每日 1 剂，7 日为一疗程。

功用：滋阴降火，益肾填精。

选方 3：经验方

组成：王不留行 15 克，丹参 15 克，赤芍 10 克，丹皮 10 克，桃仁 10 克，红花 10 克，穿山甲 10 克，皂角刺 10 克，怀牛膝 10 克，元胡 10 克，乌药 10 克，小茴香 10 克，木通 6 克。

用法：水煎服，每日 1 剂，分 2 次饮服。

功用：滋阴泻火，凉血化瘀。

3. 气滞血瘀型

选方 1：活血化瘀汤

组成：黄柏 15 克，大黄 15 克，知母 15 克，牛膝 20 克，丹参 30 克，益母草 50 克。

用法：水煎服，每日 1 剂。

功用：活血化瘀，清热利湿。

选方 2：复方地虎汤

组成：地龙 20 克，虎杖 20 克，莱菔子 20 克，通草 15 克，车前子 15 克，黄芪 30 克，甘草 10 克。

用法：水煎服，每日 1 剂，分 2 次饮服。

功用：清热通络，益气通淋。

4.肾阴不足型

选方 1：经验方

组成：黄柏 10 克，熟地 10 克，合欢 10 克，土茯苓 10 克，白花蛇舌草 15 克，地龙 10 克，鳖甲 12 克，黄芪 12 克，王不留行 12 克，菟丝子 9 克，女贞子 9 克，萹蓄 9 克，甘草 6 克。

用法：水煎服，每日 1 剂。

功用：滋阴补肾，利水通淋。

选方 2：经验方

组成：白花蛇舌草 15 克，滑石 15 克，当归 15 克，山药 15 克，黄芪 15 克，虎杖 10 克，黄柏 10 克，茯苓 10 克，生地 20 克，枸杞子 20 克，鳖甲 20 克，女贞子 20 克，覆盆子 20 克，旱莲草 20 克，白茅根 20 克。

用法：水煎服，每日 1 剂，分 2 次饮服。

功用：养阴清热，解毒利湿。

> **小知识**
>
> **前列腺的保养秘方 2**
> ——规律的性生活
>
> 　　临床研究显示，每周 3 次或更多的规律性生活可以缓解前列腺疾患，因为能使前列腺排空。许多中年夫妻通常会慢慢减少性生活，这对于前列腺保健十分不利。

5.肾阳虚损型

选方 1：固精导浊汤

组成：萆薢 12 克，菟丝子 12 克，淮山药 12 克，车前子 12 克，沙苑蒺藜 18 克，益智仁 9 克，牛膝 9 克，茯苓 9 克，泽泻 9 克，乌药 6 克，石菖蒲 6 克，甘草 6 克。

用法：水煎服，每日 1 剂，分 2 次饮服。

功用：补肾益精，清热利湿，分清化浊。

选方 2：经验方

组成：肉桂 10 克，山萸肉 10 克，泽泻 10 克，女贞子 10 克，益智仁 10 克，补骨脂 10 克，巴戟 10 克，熟附子 6 克，熟地 15 克，山药 20 克，茯苓

12克。

用法：水煎服，每日1剂，分2次饮服。

功用：温肾壮阳。

6. 中气不足型

选方：经验方

组成：黄芪10克，党参10克，当归10克，茯苓10克，芡实10克，薏米12克，煅龙骨12克，煅牡蛎20克，白术6克，陈皮6克，炙升麻6克，炙甘草3克。

用法：水煎服，每日1剂，分2次饮服。煅龙骨、煅牡蛎应先水煎。

功用：补中益气。

第十章　前列腺炎的贴敷疗法

什么是贴敷疗法

　　贴敷疗法是将药物贴敷于身体特定部位如穴位、手心、足心、肚脐等，通过一定途径发挥药物与特定部位双重作用的治病方法，属于外治法的一种。贴敷疗法疗效确切，经济方便，避免了药物内服的禁忌、副作用及患者不愿服用苦药等不足，尤适用于儿童、妇女、老人等畏针忌药者，是群众乐于接受的一种自然疗法。

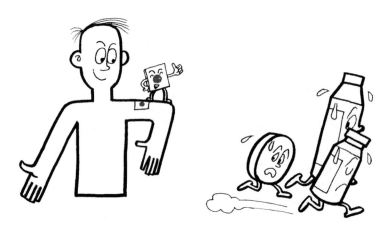

图 10-1

1.贴敷的药物选择

一般来说，凡可内服的药物都可以外用，由于贴敷的给药途径不同于内服，故在常规辨证选方的基础上，可多用或加用以下药物：

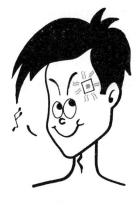

图10-2

（1）性味芳香、走窜作用强的药物，如冰片、麝香、肉桂、丁香、花椒、乳香、没药、樟脑、薄荷、穿山甲、皂角、姜、葱、韭、蒜、槐枝、柳枝、桑枝、桃枝等。但此类药物易耗气动血，使用时不宜过量。

（2）气味俱厚，生猛力强类药物，如生半夏、附子、苍术、牵牛、胆南星、番木鳖、川草乌、巴豆等。但此类药物在使用时也须掌握用量及敷贴时间。用量宜小不宜大，敷贴时间宜短不宜长。

（3）血肉有情之品，如羊肉、鸡肉、动物内脏、鳖甲等，可选用加入药中贴敷治疗慢性虚损性疾病。应当注意必须对证，不可滥补。

（4）重金属类药物，如轻粉、水银、朱砂、铅粉、黄丹、雄黄、白砒等。此类药物穿透性强，用之得当，可增强疗效。但这些药物有些有剧毒，有些过量久用亦可蓄积中毒，故虽系外用，用量亦应极小，不可过量。

小知识

前列腺的保养秘方3

——多喝水

浓度高的尿液会对前列腺产生较多的刺激，多喝水就会多排尿，可稀释尿液。

（5）刺激发泡类药物，如白芥子、斑蝥、毛茛、蒜泥、甘遂等，即发泡疗法中所选用的具有刺激皮肤发泡的一类药物。此类药物可单独使用，亦可配入复方中使用，通过使皮肤发泡，持久地刺激腧穴、经络，以达到治疗目的。

（6）透皮剂，如二甲基亚砜，可增加皮肤通透性，促使药物透入皮肤，促进药物的有效成分吸收，增强敷贴的治疗作用。

2.贴敷常用剂型

（1）散剂：是穴位敷贴中最基本的剂型。根据辨证选药配方，将药物碾成极细的粉末，过 80 ~ 100 目细筛，药末可直接敷在穴位上或用水等调和成团贴敷，外用纱布、胶布固定，或将药末撒布在普通黑膏药中间敷贴穴位。本剂型制法简便，剂量可以随意变换，药物可以对证加减，且稳定性较高，储存方便。由于药物粉碎后，接触面较大，刺激性增强，故易于发挥作用，疗效迅速。

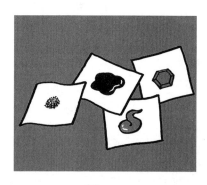

图 10-3

（2）糊剂：将散剂中加入赋形剂，如酒、醋、姜汁、鸡蛋清等调成糊状敷涂穴位上，外盖消毒纱布，胶布固定。糊剂可使药物缓慢释放，延长药效，缓和药物的毒性。再加上赋形剂本身所具有的作用，可提高疗效。

（3）膏剂：有硬膏和软膏两种，其制法不同。硬膏是将药物放入植物油内浸泡 1 ~ 2 日后，加热油炸，过滤，药油再加热煎熬至滴水成珠，加入铅粉或广丹收膏，摊贴穴位。硬膏易于保存且作用持久，用法简便。软膏是将药物粉碎为末过筛后，加入醋或酒，入锅加热，熬成膏状，用时摊贴穴位，定时换药。也可将适量药末加入葱汁、姜汁、蜜、凡士林等调成软膏，摊贴穴位。软膏渗透性较强，药物作用快，有黏着性和扩展性。

（4）丸剂：是将药物研成细末，以蜜、水或米糊、酒、醋等调和制成的球形固体剂型。丸剂贴敷通常选择小丸药。丸者缓也，可使药物缓慢发生作用，药力持久。丸剂便于贮存使用。

（5）饼剂：将药物粉碎过筛后，加入适量的面粉拌糊，压成饼状，放笼上蒸 30 分钟，待稍凉后摊贴穴位。有些药物，有黏腻性，可直接捣融成饼，大小、重量应根据疾病轻重和贴敷部位而定。

学英语

老师：我们学校下学期起，改用全英语授课。

甲同学：哇！我们会听不懂的。

老师：不用担心，学语言就是要多听，你们每天听我说多了自然会明白。

乙同学：可是我每天听家中小狗叫，也不知道它在说什么。

（6）锭剂：将敷贴药物粉碎过筛后，加水及面糊适量，制成锭形，晾干，用时以水或醋磨糊，涂布穴位。本剂型多用于慢性病，可减少配制麻烦，便于随时应用。

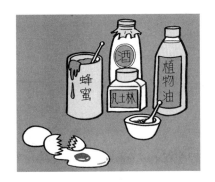

图10-4

3.贴敷常用赋形剂　赋形剂即基质，基质选用适当与否，对药物的渗透吸收有直接影响。常用的赋形剂有下述几种：

（1）蜂蜜：蜂蜜有"天然吸收剂"之称，是吸收较快的赋形剂之一。不易蒸发，能使敷药保持一定湿度，无刺激性，具有缓急止痛，祛风化瘀，解毒防腐，收敛生肌之功用。

（2）鸡蛋清：鸡蛋清含蛋白质、凝胶，可使药物释放加快，缺点是容易干缩、霉变。

（3）凡士林：凡士林黏稠度适宜，便于使用，不易变质，与药末调为软膏外敷，穿透性好。

（4）植物油：亦可作为赋形剂，调药末敷贴，但穿透力不如凡士林大。

（5）酒、醋、姜汁：具有走窜通经，活血化瘀，温通气血，散寒祛邪，消结止痛的作用，亦是临床常用的效果良好的赋形剂。

（6）水、药汁、盐水：均可调药粉为糊剂或制药饼外用。其中水和药汁可使敷贴药物保持一定湿度，易于浸透；盐水可离解物质，使药易于透入。

4.贴敷治病原理　穴位给药的生物利用度明显高于一般给药，因腧穴对药物具有敏感性和放大效应。通过药物对皮肤的刺激引起皮肤和患部的血管扩张，促进局部和周身的血液循环，增强新陈代谢，改善局部组织营养，提高免疫功能，同时随着药物进入体内，可起到相应的调理作用，达到治疗目的。

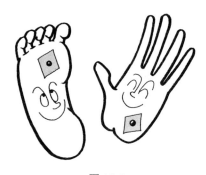

图10-5

5.贴敷注意事项　虽然贴敷疗法简、便、廉、验，但若辨证、选穴、药物选择运用不当，也会影响疗效，甚至带来

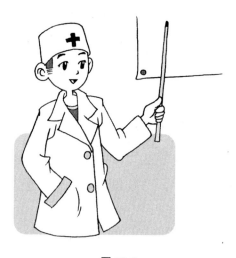

图 10-6

不良后果，故也须注意一些细节问题。

（1）过敏体质或有皮肤过敏史的患者应慎用贴敷疗法，如果选择运用，须严密观察，一旦有过敏迹象，要立即停用。

（2）有出血性疾病的患者，若使用三棱、莪术、桃仁、红花等破血逐瘀药时，应密切观察全身有无出血倾向。

（3）有毒药物用量不宜过大，敷药时间不宜过长，且应有间隔，以防产生毒副作用，对久病体弱及有严重心脏病、肝脏病、肾脏病等患者尤应注意这一点。严禁毒药入口。

（4）凡用水、酒、鲜药汁调敷药物时，需随调随用。使用大蒜、白芥子、斑蝥等发泡剂时，可适量用蜂蜜调敷，以缓和对局部皮肤的强烈刺激。

（5）颜面、五官部位、大血管部和肌腱处应禁敷或慎敷；妇女妊娠期间腰骶部、少腹部及一些可引起子宫收缩的穴位禁用。

（6）敷药时要注意药物的软硬、干湿度，并须及时更换，以防影响疗效，刺激皮肤。在第二次敷药前，可用消毒干棉球蘸各种植物油或液状石蜡揩去第一次所涂敷的药膏，切不可用汽油或肥皂擦洗。

（7）贴敷时尽量避免一穴重复贴 10 次以上，对于需长期治疗的慢性疾病，应辨证选择两组以上穴位交替使用。

（8）穴位敷后一般不宜参加重体力劳动和游泳等体育活动，饮食避免生冷、辛辣刺激性食物等。

> 小知识
> 凡属形体之疾当外治，不明外治之法，服药虽中病仅得医术之半耳。

前列腺炎常用贴敷法

药物贴敷疗法有着独特的优点，能够使药物迅速通过皮肤渗透进入体内，达到治疗的效果。前列腺炎无论急性的还是慢性的，都可以选择一定的药物进行贴敷。"外治之理即是内治之理"，贴敷疗法可以有效缓解症状，并减少发作频率，达到治疗和预防的目的。

我们主要介绍前列腺炎的辨证分型贴敷法。

一、急性前列腺炎的敷贴疗法

1. 湿热壅滞型

选方 1：吴茱萸散

组成：吴茱萸 60 克。

穴位：中极、会阴。（图 10-7）

用法：将吴茱萸研末，用酒、醋各半，调制成糊状，外敷于中极、会阴二穴，局部用胶布固定，每日 1 次。

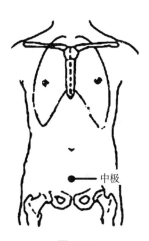

图 10-7

选方 2：消淋饼

组成：田螺肉 7 个，淡豆豉 10 粒，连须葱头 3 个，鲜车前草 3 棵，食盐少许。

穴位：神阙。

用法：将上述药物共捣成饼，敷于脐部即可。每日 1 剂，7 剂为一疗程。

选方 3：莴苣车虎膏

组成：莴苣 1 把，鲜车前草 1 颗，鲜虎杖根 100 克。

穴位：神阙。（图 10-8）

用法：先将莴苣和鲜车前草混合捣膏，再取虎杖根研为细末，把药膏与药末混合后再捣烂搅匀，制成

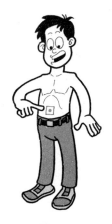

图 10-8

膏备用。用时取药膏如红枣大小一块，贴敷于脐窝内，盖以纱布，胶布固定。每日 1 次，显效即可停用。

电话坏了

　　某科长在办公室里，跷着二郎腿，抽着烟。忽然进来一个人，为了表示自己没闲着，他马上拿起电话筒，大声说："同志啊，我没有空，这点小事，你们独自思考自行解决吧。如果实在不能解决再来找我！"他放下话筒问来人："有什么事？"来人彬彬有礼地说："我是电信局的维修工，据报告，这部电话机已坏了两天了。"

2. 热毒炽盛型

选方 1：复方吴茱萸散

组成：吴茱萸 15 克，白蔹 6 克，大黄 6 克，胆南星 3 克。

穴位：涌泉（双侧）。

用法：将上药共研为末，用瓶装好备用。每次用量为 15 克。先用酒精棉球擦两足底涌泉穴，然后将药末以醋调成膏，摊于敷料上，贴于涌泉穴，用绷带包扎好。24 小时后换药，病情严重者可连用。所敷药物在敷药期间要保持湿润，偏干燥者可用醋滴在绷带上以使其保持湿润。

选方 2：五心贴

组成：栀子 10 克，生石膏 30 克，元胡粉 30 克。

穴位：劳宫（双侧）、涌泉（双侧）、膻中。

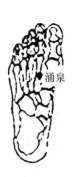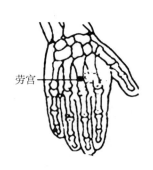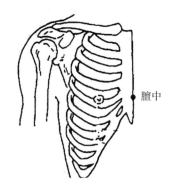

图 10-9

用法：将上药共研为末，用鸡蛋清调成糊状，分别敷贴于双侧劳宫、涌泉和膻中处。热退后，即可去药。

选方 3：蛤蟆敷脐法

组成：活蛤蟆 1 只。

穴位：神阙。

用法：将活蛤蟆剖开腹皮直接敷于脐窝，外用纱布绷带固定。2 小时换一次。热退后即可去药。

二、慢性前列腺炎的敷贴疗法

1. 湿热下注型

选方 1：吴茱萸散

组成：吴茱萸 60 克。

穴位：中极、会阴。

用法：将吴茱萸研末，用酒、醋各半，调制成糊状，外敷于中极、会阴二穴，局部用胶布固定，每日 1 次。

选方 2：芩连热淋散

组成：黄芩 12 克，栀子 12 克，车前子 9 克，木通 9 克，白膏药适量。

穴位：神阙。

用法：将黄芩、栀子、车前子、木通混合共研为末，贮存于瓶内备用。用时将膏药加入适量药末搅匀，分摊于布上，每帖约重 20～30 克。贴敷于脐部，每 3 日更换 1 次，3 次为一个疗程。

2. 阴虚火动型

选方 1：滋阴膏

组成：党参、苦参、黄芪、生地、熟地、天冬、麦冬、五味子、枳壳、天花粉、黄连、知母、茯苓、泽泻、山药、牡蛎、乌梅、葛根、浮萍各 30 克，雄猪肚 1 个，麻油、黄丹各适量，益元散（滑石 36 克，炙甘草 6 克）。

穴位：神阙，第 6、7 胸椎间，中脘。

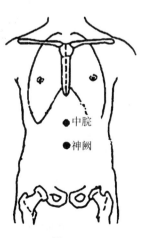

图 10-10

（图 10-10）

用法：除黄丹外，其余药物全部装入猪肚内，浸入麻油中。半天后，移入锅中，用文武火煎熬至枯黄色，过滤去渣。再熬油至滴水成珠时离火，徐徐加入黄丹和益元散，用力搅拌至白烟冒尽，收膏。倒入冷水中浸泡 3 ~ 5 天去火毒，每天换水一次，然后取出膏药放置阴凉处贮存。用时将膏药熔化，摊涂布上，每帖约 20 ~ 30 克。

开心一乐

救 人

在一场激烈的战斗中，上尉忽然发现一架敌机向阵地俯冲下来。照常理，发现敌机俯冲时要毫不犹豫地卧倒。可上尉并没有立刻卧倒，他发现离他四五米远处有一个小战士还站在那儿。他顾不上多想，一个鱼跃飞身将小战士紧紧地压在了身下。此时一声巨响，飞溅起来的泥土纷纷落在他们的身上。上尉拍拍身上的尘土，回头一看，顿时惊呆了：刚才自己所处的那个位置被炸成了一个大坑。

选方 2：通淋养阴方

组成：玄参、麦冬、当归、赤芍、知母、黄柏、生地、黄连、黄芩、栀子、瞿麦穗、萹蓄、赤茯苓、猪苓、木通、泽泻、车前子、甘草、木香、郁金、萆薢、乱发各 10 克。

穴位：神阙。

用法：将上药先用油煎熬，去渣，黄丹收膏，搅匀，取适量摊贴于脐部，外用纱布覆盖，胶布固定，3 天换药 1 次。

3. 气滞血瘀型

选方 1：麝香敷脐散

组成：麝香 0.15 克，白胡椒 7 粒。

穴位：神阙。

用法：将白胡椒研为细末，装瓶密封备用。患者取仰卧位，将麝香粉倒入肚脐内，再将胡椒粉盖于上面，外面覆盖圆白纸，用胶布固定。每隔 7 ~ 10 天换 1 次，10 次为一疗程，每疗程间间隔 5 ~ 7 天。

选方 2：复方刘寄奴散

组成：刘寄奴、马鞭草、赤芍、虎杖、黄柏、鱼腥草各 10 克。

穴位：中极、关元、两侧膀胱俞。（图 10-11）

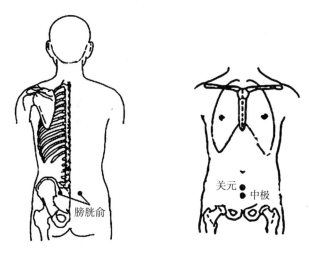

膀胱俞

关元　中极

图 10-11

用法：将上药粉碎后过 120 目筛，然后装瓶避光密封备用。治疗时，将上药末调入适量比例的生理盐水、75%酒精及二甲基亚砜等，搅拌均匀成泥膏状。取适量贴敷于所选穴位上，用蜡纸、胶布固定，然后用暖水袋外敷 20 分钟，每日或隔日 1 次，30 天为一疗程，可连续敷贴 3 个疗程。

选方 3：复方菊花膏

组成：野菊花 12 克，金银花 6 克，吴茱萸 15 克，肉桂 6 克，僵蚕 9 克，玄参 6 克，大黄 6 克，槐花 9 克。

穴位：神阙。

用法：上药粉碎研为细末，用凡士林、醋调成膏状。先在神阙拔罐后，将本膏加温敷于脐部。每周 2 次，15 次为一疗程。

4. 肾阴不足型

选方 1：补肾膏

组成：①硫黄 18 克，母丁香 15 克，麝香 3 克，朱砂 3 克，独头蒜 2 枚。②川椒 50 克，韭菜子、附子、肉桂、蛇床子各 20 克，独头蒜 300 克（另备），麻油 500 毫升，广丹 250 克。

穴位：神阙、关元。

用法：方①除朱砂外，其他各药研末，将蒜与药末混合，捣成膏状，制成黑豆大小丸剂，朱砂为衣，备用。再将川椒 50 克，韭菜子、附子、肉桂、蛇床子各 20 克，独头蒜 300 克，放入麻油内，入锅加热，待药炸枯后，过滤去渣，再将油熬至滴水成珠，加入广丹 250 克，搅拌收膏待用，可将熬制的黑膏摊于 5 厘米 ×10 厘米的牛皮纸上。用时取药丸 1 粒，研碎摊放在黑膏中央，分别敷贴于神阙、关元处。每 3 日换药 1 次，5 次为一疗程。

选方 2：牡蛎大蒜饼

组成：童便制牡蛎 1.5 克，大蒜头 1 枚。

穴位：神阙。

用法：将上药共捣为饼，贴于脐部，外盖纱布，胶布固定。每 3 日换药 1 次，5 次为一疗程。

小知识

女性是否有前列腺

女性同样有前列腺组织，同样可患前列腺组织的炎性或者梗阻性疾病。不过医学上分别称它们为前列腺样组织和女性前列腺病。所谓女性前列腺，是指类似于前列腺结构的女性尿道周围腺体而言。这些腺体大多集中于女性尿道的后上方，大约 92％ 的妇女有这种组织，其中 25％ 左右可能是真正的前列腺。

---

5. 肾阳虚损型

选方 1：金匮肾气丸

组成：金匮肾气丸（中成药即可）半丸，生姜 1 片。

穴位：神阙。

用法：轻轻按摩神阙穴，使局部微红并有热感，然后用酒精消毒，将半丸金匮肾气丸压成铜钱大小，外敷神阙，上盖姜片，并用黄豆大小的艾炷放在姜片上灸 6 壮。灸完除去姜片，用纱布外盖药饼，胶布固定即可。每晚睡前用艾条灸药饼 10 ~ 15 分钟。每 3 天换药 1 次，6 次为一个疗程。

选方 2：温阳敷脐散

组成：五灵脂 6 克，白芷 6 克，青盐 6 克，麝香 0.3 克。

穴位：神阙。

用法：将五灵脂、白芷、青盐共研为末，再加入麝香混匀，密贮备用。

用时，将荞麦粉调和，捏成面圈放置于脐上，再将药末填实于脐中。用艾条于脐上灸之，以病人自觉脐中有热感为度。每2～4天灸1次。

选方3：兴阳饼

组成：白胡椒3克，制附子6克，明雄黄6克，小麦面15克，大曲酒适量。

穴位：神阙。

用法：将白胡椒、制附子、明雄黄分别研为细末，再与面粉拌匀，后将大曲酒炖热倒入，调和制成药饼备用。需用时，将药饼敷于脐部，外加绷带固定。如敷上时药饼已冷，可用热水袋敷之。待腹内感觉温暖时，可去掉热水袋。

6. 中气不足型

选方1：益气补中散

组成：黄芪10克，柴胡10克，党参10克，升麻10克，枳壳15克，白术6克，麝香0.3克，陈醋适量。

穴位：神阙。

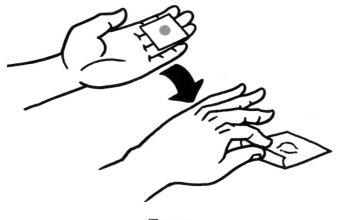

图 10-12

用法：除麝香外，将其他诸药共研为末，以醋调成膏状装瓶备用。用时先取麝香0.15克纳入脐窝中央，再将药膏敷于脐上，纱布覆盖，胶布固定。每3日换药1次，10次为一疗程。

选方2：参术四物膏

　　组成：白术9克，党参9克，当归9克，熟地9克，白芍9克，川芎9克。

　　穴位：神阙。

　　用法：将上药共研为末，用时以黄酒适量调和成膏状备用。用时将药膏敷贴于脐上，外盖纱布，胶布固定。每2日换药1次，连续敷药至病愈为止。

　　穴位敷贴疗法对本病治疗效果较好，如配合清热利湿或活血化瘀、分清利浊之中药，可以明显提高疗效。有一些病人经过一段时间的治疗后，临床症状明显改善，但应在此基础上继续治疗一段时间。

　　另外，患者要认识到，脐部有着特殊的生理结构，易于污染，因此在脐部进行敷贴时，首先应将脐部清洁干净，以利于治疗。同时应注意，若有局部过敏者，须暂停治疗。

第十一章　前列腺炎的熏洗疗法

什么是熏洗疗法

熏洗疗法是中医外治法的一种，是中医学重要的组成部分，民间亦称为"药浴"、"熏蒸"等。

它是将配制好的中草药加清水煮沸，先用其蒸汽熏患部或全身，再用药液淋洗、擦洗或浸浴全身或局部患处，从而产生治疗作用的一种防治疾病的方法。熏洗疗法是我国劳动人民在防病治病实践过程中智慧的结晶，由于使用方便，疗效显著而深受人们的青睐。

1. 熏洗疗法的原理　皮肤是人体最大的外围屏障，在这个大面积的屏障上，分布着密密麻麻数不清的汗毛孔，承担着沟通人体内外的作用。除毛孔之外的皮肤本身也有通透性，药物煮沸后，袅袅的蒸汽携带着独特的中药气味直接熏于肌肤，通过皮肤、黏膜、汗腺、毛囊、角质层、细胞及其间隙等转运而吸收。一方面，熏蒸时腾腾热气可使皮肤温度升高，扩张局部

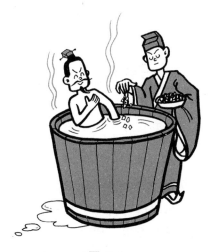

图 11-1

血管，增加局部血液循环，加快物质运输代谢；另一方面，各种药物的性味不同，通过皮肤吸收入内而发挥不同作用，如温经通络，行气活血，祛湿散寒等，从而对人体阴阳失调状态进行整体调节。

 小故事

出　门

　　古时候，有两个兄弟各自带着一只行李箱出远门。一路上，重重的行李箱将兄弟俩都压得喘不过气来。他们只好左手累了换右手，右手累了又换左手。忽然，大哥停了下来，在路边买了一根扁担，将两个行李箱一左一右挂在扁担上。他挑起两个箱子上路，反倒觉得轻松了很多。

2.熏洗疗法的种类

　　熏洗疗法施行起来，可有药物熏烟法、药物蒸汽熏法、药物外洗法、药浴法、药物浸渍法等，其中熏蒸和外洗是比较常用的方法。这些方法既可单独施行，又可协同而用，以加强疗效。

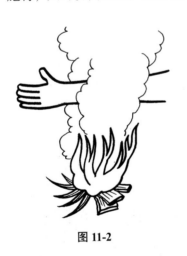

图 11-2

　　（1）药物熏烟法（图11-2）：药物熏烟法就是将药物研成粗末，置于火盆或火桶中，使药物缓慢燃烧，然后将身体某一部位置其上进行熏烤治疗，或将门窗关闭，用药物熏烤整个房间，此法多在瘟疫流行期间预防使用；也可将药物研成粉末后摊于纸上，卷成香烟状，点燃后对准身体某一部位（多为穴位）处，保持适当距离，进行反复熏烤，以达到治疗作用。如艾灸疗法，其实亦为熏法的一种。艾灸中的雷火神针就是多种药物配合艾绒卷成筒状进行熏疗的。

　　（2）药物蒸汽熏法：蒸汽熏是很常用的方法，且多与外洗连用，即先熏后洗。蒸汽熏可取特制器皿，将中草药加水煮沸冒出蒸汽后，即对准施术部位，边煮边熏；也可在普通砂锅中煮沸后将药汁倒入盆中，趁热熏之。在冬春感冒流行季节，在室内炉火上放置醋盆加热熏蒸，即俗称的"熏醋"，就是一种可以很好预防感冒的方法。蒸汽熏根据所熏部位的不同，可有全身熏洗、头面熏洗、手足熏洗等。

1）全身熏洗法：可在较小房间或浴室中进行。关紧门窗，患者可身着薄衣或裸露皮肤躺卧于有镂空的平板上，将按病证配制的药物放入容器，加水，直接放于平板正下方加热煮沸（图11-4），在熏蒸的过程中可根据情况续加水，熏蒸时间可视病情轻重而定，一般以半小时为宜。若无适宜熏蒸用的平板，亦可在药物煎煮沸后，将药汁倒入容器（如浴盆、浴池等），然后取大的塑料薄膜将容器和患者罩住（头部可

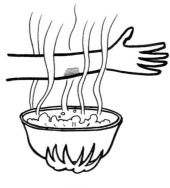

图 11-3

外露）形成密闭空间进行熏疗，待药液温度适宜时即可坐于容器中进行全身洗浴。全身熏洗通常每日熏 1 ～ 2 次。

2）头面熏洗法：药物煮沸后将药汁倒入消毒后的脸盆中，外罩布单，闭目，趁热熏蒸面部（图11-5），待药液温度适宜后，洗头、洗面。一般每次熏洗 30 分钟，每日 2 次。凡面部急性炎症渗出明显的皮肤病应慎用。

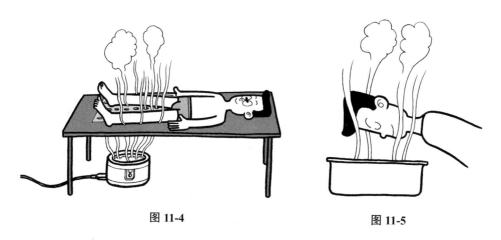

图 11-4　　　　　　　　　　　　　　　　图 11-5

3）手足熏洗法：药物煮沸后将药汁倒入消毒后的容器中，外罩布单，将患病手足与容器封严，趁热熏蒸，然后待药液温度适宜后浸洗手足。根据患病部位不同，决定药液量的多少。如洗足以药液浸没两足踝部为宜，洗手应浸过腕关节。每次 15 ～ 30 分钟，每日 1 ～ 3 次。值得一提的是，近年来足疗、足浴的招牌遍布大街小巷，若足疗师是经过专业训练的，其到位的按摩加上药物

的熏洗对于防病保健可以起到不错的作用。

慢性前列腺炎会传染给妻子吗？

男性生殖道发炎，例如患尿道炎或前列腺炎，可以传染给妻子，同样，女性生殖道炎症也可以传给丈夫。许多生殖道炎症反反复复，原因就是夫妻未能同时治疗，导致感染在两人间传来传去。

（3）药物外洗法　将所选药物浸泡于水中，煎煮沸后，将药汁倒入盆中，待药温度适宜时，用毛巾浸透后擦洗全身或局部。此法可单独使用，但一般多与蒸汽熏法合并使用，即先熏后洗。外洗次数与时间可视病情和部位而定，通常每次 15 ~ 30 分钟，每日 1 ~ 3 次。

1）药浴法：药浴，顾名思义，即用药液进行沐浴之意。此法在民间广为流传，近些年来，经过开发，药浴已成为保健的一种较好方法。温泉浴实际就是一种天然药浴。在家庭中进行药浴，可以将所选药物加水煮沸后倒药汁于浴盆、浴桶或浴池中，然后添加适量洗澡水，若有较大容器，也可一次性煮沸所需药水量。待药液温后，即入内浸浴，法同洗澡。药浴是防病治病、养生保健的一种好方法。

2）药物浸渍法：从语义上严格来讲，浸，就是将患部如四肢等浸泡在药液中；渍，是用消毒棉球或毛巾蘸药汁敷于患处，停留一段时间，以使药液充分发挥作用。实际操作中，浸渍最好连用，通常先洗后浸，然后再渍，以加强疗效。通常浸泡时间为 20 ~ 30 分钟，渍敷时间可根据情况而定，如棉球或毛巾凉后就可重新再蘸温热药液进行热敷。（图 11-6）

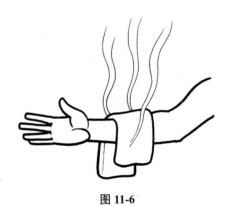

图 11-6

3.熏洗治疗注意事项

（1）熏洗方药在选择上同内服方药。中医药治疗强调个性化治疗，每个人的情况都是不同的，因此同一个病，所开方药可能不同，即使同一个病人，同一个病，在不同的时间所开方药都是不同的。因此方药应在对患者进行中医辨证的基础上进行选用，不能一方共用。儿童皮肤娇嫩，药量尤其要掌握好。

（2）局部熏洗前最好先对局部进行清洗，消毒。同时对熏洗所使用的器皿、纱布、毛巾等要先消毒后使用，家庭中可采用煮沸消毒法。熏洗时要防止药液溅入口、眼、鼻中。

（3）熏洗过程中要掌握好药液温度，若温度过高就进行洗浴，往往会由于刺激性太强而对皮肤造成伤害；若温度低了，又会影响疗效。通常先用药液蒸汽熏，待药液不烫手时即可进行洗浴。洗浴时要注意保暖，避免受寒、吹风，洗浴完毕应立即拭干皮肤。尤其在冬秋之季，应注意浴室、房间的保温。

（4）对老年患者，不宜单独洗浴，须有人助浴为宜，且洗浴时间不宜过长。对病情急重患者，熏洗时更要有专人陪护，以避免烫伤、着凉或发生意外。有严重心、脑、肾疾病者不适宜全身熏洗。洗浴过程中或洗浴后若发现有皮肤过敏者，应立即停止熏洗或更方。有皮肤破损者可根据病情选择适宜的用药方法。

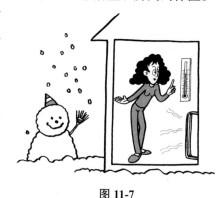

图 11-7

（5）进行熏洗要选择适宜的时间，通常饭前及饭后 30 分钟内不宜熏洗，空腹洗浴易发生低血糖休克，且由于药物的气味刺激更亦使人发晕；饭后饱腹洗浴则影响食物消化吸收。其余时间若无其他情况均可进行熏洗。

（6）随时注意身体变化，有效则继续用药；无效，则应随时更方疗之。使用本疗法治病，若有效，要坚持用药，直至痊愈，切忌用用停停，而影响疗效。用药期间，要适当忌口。禁忌吸烟、饮酒，忌食辛辣油炸等物和鸡、鱼、虾等发物。

（7）每剂药物可使用 3 次，即可煎煮 3 次。每次煎煮后将药汁倒出进行熏洗，药渣可妥善保存，再次熏洗时再加水煎煮，但间隔时间不宜过长，尤其夏天要防止药物变质。

前列腺炎的熏洗疗法

由于熏洗疗法的受药面积大，安全可靠，很少发生副作用，而且易学易用，容易掌握。一般病人在接受了短时间的学习，并熟悉了熏洗疗法的种类及其应用方法，了解了常用药物和方剂的治疗作用及其适应证后，就可以进行临床治疗。临床实践证明，熏洗疗法应用于治疗前列腺炎也是非常有效的。我们根据具体的分型，介绍一下具体的熏洗方法。

一、急性前列腺炎的熏洗疗法

1.湿热壅滞型

熏洗方：通淋坐浴方。

组成：萆薢30克，黄柏20克，白芷30克，生甘草5克。

用法：上药加水5000毫升，煮沸15分钟，去渣取药液，倒入盆内坐浴，以药液浸渍至小腹，

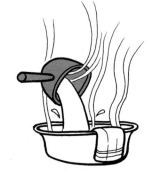

图 11-8

用手洗按小腹至外阴部，以有温热感为度。每次30分钟，每日1次，15天为一疗程，每剂可连用两天。

2.热毒炽盛型

熏洗方：泻火解毒方。

组成：鱼腥草20克，马齿苋10克，丹参20克，赤芍10克，紫草10克，白花蛇舌草10克，野菊花20克。

用法：上药加水2500毫升，煎取汁1500毫升，每日坐浴1~2次，每次30分钟，15天为一疗程，每剂可连用两天。

二、慢性前列腺炎的熏洗疗法

1.湿热下注型

熏洗方1：龙胆二黄汤。

组成：龙胆草、黑山栀、黄芩、萆薢、黄柏、生地、土茯苓、车前草各15克。

用法：上药加水 2500 毫升，煎取药液 1500 毫升，每日熏洗 2 次，每次 30 分钟，15 天为一疗程，每剂可连用两天。

熏洗方 2：通淋汤。

组成：蒲公英 30 克，丹参 30 克，黄柏 15 克，赤芍 30 克，桂枝 10 克。

用法：上药加水 2500 毫升，煎取药汁 1500 毫升，每日熏洗 2 次，每次 30 分钟，10 天为一疗程，每剂可连用两天。

2. 阴虚火动型

熏洗方：小地黄汤。

组成：黄柏 15 克，生地 12 克，芦根 15 克，牡蛎 30 克，知母 12 克，熟地 9 克，山茱萸 12 克，茯苓 9 克，泽泻 9 克，丹皮 9 克。

用法：上药加水 2500 毫升，煮沸 10 ~ 15 分钟，去渣取药液，倒入盆内，趁热熏洗阴部，待水温后（约 40℃），直接坐浴。每日熏洗 1 次，每次 30 分钟，15 天为一疗程，每剂可连用两天。

3. 气滞血瘀型

熏洗方 1：艾叶红花汤。

组成：艾叶、赤芍、泽兰、苦参、蒲公英各 30 克，桂枝、红花各 20 克。

用法：上药加水 2500 毫升，煮沸 15 分钟，去渣取药液，倒入盆内，趁热熏洗阴部，待水温后，直接坐浴。每日熏洗 1 次，每次 30 分钟，15 天为一疗程，每剂可连用两天。

熏洗方 2：前列康复汤。

组成：大黄、芒硝、益母草、天花粉、车前草、泽兰、艾叶各 12 克，白芷、桂枝各 10 克，生葱 30 克。

用法：上药加水 2000 毫升，煎熬取液，置于盆内，熏洗外阴 20 ~ 30 分钟。每日熏洗 1 次，每次 30 分钟，15 天为一疗程，每剂可连用两天。

熏洗方 3：甲珠活血汤。

组成：蒲公英 50 克，败酱草 50 克，土茯苓 30 克，当归 20 克，元胡 25 克，王不留行 50 克，赤芍 25 克，甲珠 10 克，木香 10 克，丹皮 15 克，仙灵脾 30 克，枸杞 50 克，仙茅 20 克。

用法：上药加水 4000 毫升，煎熬取液，置于盆内，先熏后洗，每次 40 分钟，每日 1 次，30 天为一疗程，每剂可连用两天。

4. 肾阴不足型

熏洗方：补阴煎。

组成：黄柏 20 克，生地 30 克，知母 15 克，丹参 30 克，赤芍 15 克，红花 30 克，地龙 15 克，益母草 30 克，蒲公英 15 克，败酱草 15 克，苦参 30 克，鳖甲 15 克，大黄 15 克。

用法：上药加水 3500 毫升，煎熬取液，置于盆内，坐浴 40 分钟，同时进行会阴部按摩。每日 1 次，30 天为一疗程，每剂可连用两天。

小知识

色情读物看不得

经常看色情录像和书刊，使人频繁产生性冲动，盆腔及前列腺经常处于充血状态，局部抗病能力下降，致病菌容易入侵，产生前列腺炎。

对已患有前列腺炎的病人，更不宜经常观看色情录像或书刊，否则，前列腺长期处于充血状态，不利于前列腺炎症的吸收和消散，即使细菌已被完全杀灭，由于前列腺的充血肿胀，压迫神经，产生腰骶、会阴及肛门等部位胀痛，或使症状加重。

5. 肾阳虚损型

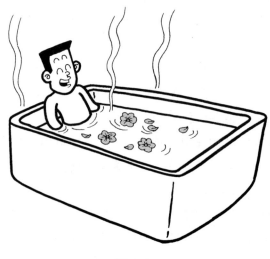

图 11-9

熏洗方：前列坐浴方。

组成：制首乌、制草乌、细辛各 20 克，白芷、乳香、没药、苏木、乌药、皂角刺各 15 克，艾叶、肉桂各 30 克。

用法：上药加水 3000 毫升，煎至 1500 ~ 2000 毫升，先熏后浸泡，每日早晚各 1 次，每次 30 分钟，每剂可连用两天，3 剂为一疗程。

6. 中气不足型

熏洗方：补中降浊汤。

组成：黄芪 12 克，党参 9 克，甘草 6 克，白术 9 克，土茯苓 12 克，瞿麦 9 克，升麻 9 克，柴胡 9 克，当归 6 克，陈皮 6 克。

用法：上药加水 3000 毫升，煎至 1500 ~ 2000 毫升，先熏后浸泡，每日睡前熏洗 1 次，每次 30 分钟，每剂可连用两天，30 天为一疗程。

也可用内服药的第二、三次煎液坐浴。温水坐浴及药水熏洗可以促进盆腔的血液运行，改善微循环，尤其对充血性前列腺炎有确切疗效。

三、其他熏洗方法

1. 运用恒温坐浴装置，水温控制在 42℃ ~ 46℃，每次 20 分钟，20 日为一疗程。有资料报告有效率为 88.4%。

2. 丝瓜络 30 克，苦参 30 克，红花 20 克，银花 30 克，败酱草 30 克，土茯苓 40 克，大黄 50 克，芒硝 50 克，水煎取汁 2500 毫升，每晚坐浴 1 次，并配合口服汤剂治疗，1 个月为一疗程。有资料报告总有效率为 87.5%。

3. 以单味大黄 90 克加水 400 毫升，煎水后熏洗会阴部，早晚各 1 次，每次 30 分钟。有资料报告治疗 60 例全部有效。

4. 芒硝 10 克，马齿苋 20 克，生明矾 10 克，丹参 30 克，昆布 30 克，海藻 30 克，海浮石 30 克，夏枯草 30 克，水煎后熏洗坐浴，每次 15 ~ 30 分钟，每日 1 ~ 2 次，有较好疗效。

需要指出的是，未婚未育的患者应当避免使用坐浴疗法。这是因为睾丸最适宜的生理温度通常低于 37℃，而坐浴的药液一般都在 40℃以上，这样就会导致患者会阴部的温度过高，从而影响到睾丸的生精能力。

由于治疗前列腺炎的中药多为活血软坚、解毒清热之品，长期口服极易损伤脾胃，尤其是对脾胃虚寒证患者来说更是如此。因此，我们认为在治疗前列腺炎的医疗实践中，运用中药熏洗疗法还是能够取得比较好的疗效的，这也是一条需要医学工作者进一步探索的道路。

小故事

爱人之心

这是发生在英国的一个真实故事。

有位孤独的老人，无儿无女，又体弱多病，他决定搬到养老院去。老人宣布出售他漂亮的住宅，购买者闻讯蜂拥而至。住宅底价 8 万英镑，但人们很快就将它炒到了 10 万英镑。价钱还在不断攀升。老人深陷在沙发里，满目忧郁，是的，要不是健康状况不行，他是不会卖掉这栋陪他度过大半生的住宅的。一个衣着朴素的青年来到老人面前，弯下腰，低声说："先生，我也好想买这栋住宅，可我只有 1 万英镑。可是，如果您把住宅卖给我，我保证会让您依旧生活在这里，和我一起喝茶、读报、散步、天天都快快乐乐的——相信我，我会用整颗心来照顾您！"老人点头微笑，把住宅以 1 万英镑的价钱卖给了他。

完成梦想，不一定非得要冷酷地厮杀和欺诈，有时，只要你拥有一颗爱人之心就可以了。

第十二章 前列腺炎的艾灸疗法

什么是艾灸疗法

艾灸疗法是中医学中一种重要而又独具特色的治疗疾病的方法，从古至今传承了几千年。艾灸疗法运用艾灸刺激人体经络腧穴，通过人体经络腧穴的反射传导，使经络通畅，气血调和，脏腑功能平衡，从而达到祛除疾病、恢复健康的目的。灸法是古代劳动人民生产生活实践的产物，早在人类懂得熟食后，无意中被火烫了皮肤，同时却解除了身体上某种疾病的痛苦，从而联想到用"灸"来治病。以后又找到艾叶，发现这种植物经加工后，燃烧慢而火力温和、药性温热，能透过皮肤来驱散寒邪，具有通经活络的功效，便当作灸的原料。为了提高疗效，以后又在艾绒中加入其他药末来配制。开始都用艾绒直接灸灼皮肤，灸后皮肤往往溃破结疤，后来渐渐改为隔姜、隔蒜间接灸，或直接将艾炷放在皮肤上，等它将要燃尽而病人呼烫的时候才去掉，这种艾灸，灸后皮肤不溃破、不结疤，易为广大病人接受。

1. 灸法的种类

（1）直接灸

艾炷灸：将艾炷直接放在穴位上燃烧，等到将要燃尽而病者呼烫时去除艾炷，另燃一炷。（图12-1）

艾条灸：是由古太乙针法演进而来，临证时取艾条一根，点燃一端，放在距穴位 1 寸处熏灼，等灸处红润，感到灼热为止。（图 12-2）

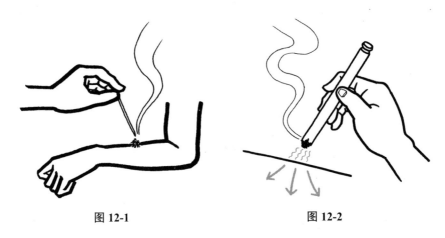

图 12-1   图 12-2

（2）间接灸：在灸处要放药物，隔药用艾炷燃熏，叫做间接灸，例如隔姜、隔盐、隔蒜、隔饼等都是。

（3）其他灸法：除了上述的灸法而外，还有烧针尾的温针灸，药制如爆竹式的太乙针灸，雷火针灸，局部涂药使发泡的天灸，使用灸筒的温筒灸，以及外科所用的桑木灸法和神灯照等。

2. 施灸的程序与标准

施灸的程序与施针的程序大体相同。灸法的计数以"壮"为单位，每灸一艾炷称为一壮。凡在头面以及四肢末梢等处施灸时，艾炷宜小宜少，背腹肩股部宜大宜多；新病灸时，艾炷宜大宜多，久病宜少宜小；体强者可大些多些，虚弱者应小些少些（老幼也宜适当减小减少）。

3. 施灸注意事项

（1）防止烫伤：施灸时艾炷要放置平正，防止滚动。艾条灸应不时向上或向左右移动，防止过于灼热，病人呼烫时即应略为抬起，并时时弹去艾灰，注意勿使火星下落，以避免烫伤皮肤或烧坏被褥。

（2）灸后处理：灸治以后，病人被灸的局部皮肤，一般呈现浅红晕，片刻自然消失，无须加以处理。如红晕色深，或有灼痛感，应涂以油膏少许，加以保护。如局部起泡，这就叫"灸疮"，应涂消毒油膏，并以纱布包扎，防止继发感染，一般7天左右即可自愈，下次改换穴位施灸。

4. 灸法适应证

灸法由于其温热性质，能够温经散寒、扶阳固脱、消瘀散结，适用于慢性、阳气衰弱、虚寒性的疾病。如慢性风湿病、胃痛、腹痛、腹泻、痢疾、遗尿、脱肛、厥逆、瘰疬、瘿瘤等。灸法亦是很好得保健之法，可激发人体正气，增强抵抗力，无病施灸，可使精力充沛，延年益寿。

5. 艾灸禁忌

（1）在饥渴、酒醉、饱食、劳累、愤怒、惊恐、情绪不快和剧烈运动以后，都应禁针灸，酒醉后更绝对禁灸。

（2）神经干表浅部分的穴位要少灸或禁灸。

前列腺炎常用艾灸疗法

艾灸治疗经过长期广泛的临床实践研究及历代医家的总结发展，已经形成了自身的特点。这一疗法的指导思想就是中医的整体观念，即通过调动人体积极因素，来调整人体自身的抗病能力，从而抵抗疾病带来的危害，消除疾病带来的痛苦，最终达到治愈疾病的目的。

小知识

艾灸疗法具有五千多年的历史，从发现火的旧石器时代开始，就有了灸法。古人治病，主要用灸法、针刺、汤药三法。并常以灸法为主、针刺、汤药为辅。灸法疗效显著，适用范围极广。

一、前列腺炎的辨证施灸

对于一些慢性前列腺病证可采用灸法，兹介绍如下：

1. 气滞血瘀型

治则：活血化瘀，理气导滞。

选穴：血海、气海、阳陵泉。

操作方法：每穴灸 10~20 分钟，每日或隔日 1 次，7 次为一疗程。

2. 肾阳虚损型

治则：温补肾阳。

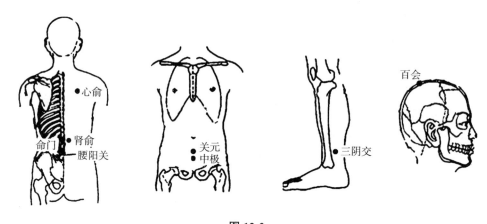

图 12-3

选穴：肾俞、腰阳关、关元、命门、心俞、三阴交、中极、百会。

操作方法：每次选取 3 ～ 6 个穴位，每穴灸 10 ～ 20 分钟，每日或隔日 1 次，7 次为一疗程。也可应用着肤灸，即选用中等艾炷，每次灸 30 ～ 50 壮，每 7 天灸 1 次，3 次为一疗程，两疗程间隔 1 周。

3. 中气不足型

治则：补中益气，升清降浊。

选穴：脾俞、中脘、天枢、气海俞、关元、百会、足三里、三阴交。

操作方法：每次选取 3 ～ 6 个穴位，每穴灸 10 ～ 20 分钟，每日 1 次，7 次为一疗程。也可应用隔姜灸，即选取 3 ～ 5 个穴位，每穴灸 5 ～ 10 壮，每日或隔日灸 1 次，7 次为一疗程。

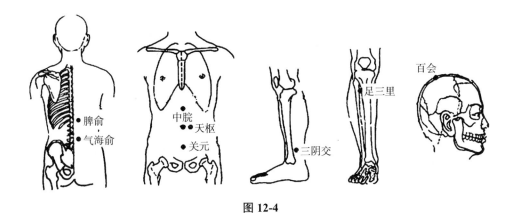

图 12-4

二、前列腺炎的隔姜灸

新鲜生姜，切成厚约 0.3~0.5 厘米的生姜片，放在骶椎旁 1 厘米处，左右各两块，或放在曲骨、中极穴（脐下 5 寸、4 寸）放艾炷，灸 3 壮。

第十三章　前列腺炎的饮食疗法

什么是食疗

　　饮食疗法是在中医学理论或现代食品营养学理论的指导下，通过选择食用某些食品来达到治病或养生保健的目的。民以食为天，粮油米面、瓜果蔬菜、油盐酱醋茶，我们每天都要与之打交道。一般来说食疗包括两个主要方法，一是利用食物本身的特性，或直接生食或经过一定的调制烹饪，充分发挥其医疗作用；二是配入适当的中草药，经过特定烹调工艺加工制作成食品，虽然用药，但通过技术处理而赋予食物的形式，也即我们平常所谓的"药膳"。"药膳"包括药食、药菜、药粥、药酒、药茶等。从严格意义上讲，药膳属于药物剂型之一，经过传统饮食烹调技

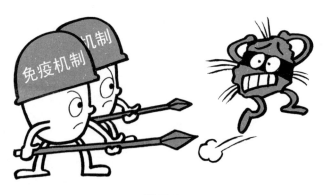

图 13-1

术和现代加工技术而成为防病疗疾、养生康复和益寿延年的好方法。随着时代的发展和人们生活质量的提高，食疗正在逐渐走向千家万户。

1. 中医学对食物的认识　根据中医学理论，每一种食物均有其"四气"、"五味"，食用后均可作用于相关脏腑，产生一定保健治疗作用。

（1）四气：即寒、热、温、凉四种性质。食物的寒热属性是从食物作用于机体所发生的反应中概括出来的。一般而言，有清热泻火、解毒和平肝安神等作用，或能抑制、损害人体阳气（如脾胃的阳气、心肾的阳气）的食物，其性质是寒凉的，如西瓜、苦瓜、萝卜、梨子、紫菜、蚌蛤等。反之，有温中散寒、助阳补火和益气等作用，或能助热燥火、损耗人体阴液（如胃阴、肝阴、肺阴）的食物是温热的，如姜、葱、韭、蒜、辣椒、羊肉等。食物中过于寒凉或温热的较少。一些食物寒热性质很不明显，可称为平性。

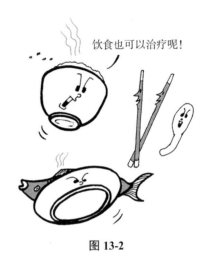

饮食也可以治疗呢！

图 13-2

（2）五味：即酸、苦、甘、辛、咸五种不同的味道。它既是中药学的提纲理论，也是解释、归纳食物效用和食疗方选用的重要依据。汉代"医圣"张仲景曾经说过，所食之味，有与病相宜者，有于身为害者，若得宜则益体，害则成疾。可见，食物的味直接影响到机体的健康，应引起我们的重视。

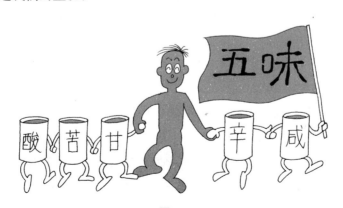

图 13-3

1）酸味：酸入肝，酸涩之味的食物有收敛、固涩的作用，可用于治疗虚汗出、泄泻、小便频多、滑精、咳嗽经久不止及各种出血病证。但酸味固涩容易敛邪，如感冒出汗、急性肠炎泄泻、咳嗽初起，均当慎食。常用的属于酸味的食物有醋、番茄、马齿苋、橘子、橄榄、杏、枇杷、山楂、石榴、乌梅、荔枝、葡萄等。

2）苦味：苦入心，苦味食物有清热、泻火、燥湿、解毒的作用，可用于治疗热证、湿证。苦寒亦败胃，脾胃虚弱者宜慎用。常用的属于苦味的食物有苦瓜、茶叶、苦丁茶、杏仁、百合、白果、桃仁等。

3）甘味：甘入脾，甘味食物有补益、和中、缓和拘急、止痛的作用，可用作治疗气虚证。但过食甘味亦可令人生中满。食物中属甘的较多，如莲藕、茄子、胡萝卜、笋、土豆、芹菜、菠菜、荠菜、黄花菜、南瓜、芋头、白菜、栗子、甜杏仁、南瓜、葡萄、大枣、饴糖、小麦等，各种豆类、谷类、鱼类、肉类等都属甘味食品。

4）辛味：辛入肺，辛味食物有发散、行气、行血等作用，可用于治疗感冒表证及寒凝疼痛病证。同时辛味食物大多发散，易伤津液，食用时要防止过量。

5）咸味：咸入肾，俗话说："走遍江湖田好，尝遍五味盐好"，咸是百味之首。咸味食物有软坚、散结、泻下、补益阴血的作用。常用的咸味食物有盐、紫菜、海带、海蜇、海参等。

食疗相对药疗来说，取材、制作方便且美味可口，故被人们广泛应用。从中医学理论与实践来看，几乎所有的食物均可祛病疗疾。食疗的形式不拘一格，可制作成汤、饮、粥、饭、面、饼、膏、酒、羹及各种可口的菜肴，即使配用了苦药，经巧妙烹制，也可变得可口味美，尤为小儿所乐于接受。

2.食疗的使用原则

（1）因人制宜

1）根据年龄：不同的年龄有不同的生理特征，食疗应根据年龄特征配制膳食。儿童生长快速，代谢旺盛，但稚阴稚阳，易伤食罹虫，故食疗应健脾消食，选食山药粥、蜜钱山楂等，慎食温热峻补食物。老年人脏腑机能减退，气血既衰，宜食温热熟食物、易消化而性温滋补之品，忌食黏硬生冷食物。

B型血的食谱建议

与O型和A型相比，B型是人类学上较晚出现的血型。这类人是最早习惯于气候和其他变迁的游牧民族。B型血的人体内较易取得平衡，拥有较强的免疫系统。所以，在吃的方面可谓得天独厚，几乎不受限制，对肉类和蔬菜都极适应，奶类食品也很有用。当然，肉类还是以瘦肉、鳕鱼、鲑鱼等为佳。油类则以橄榄油为优。此类人身体较为强壮，对心脏病及癌症等众多现代病具有抵抗力。虾、蟹和鸡肉等含有对B型血的人有害的外源凝集素，故还是尽量避免为妙。鸡肉、玉米、西红柿以及大部分坚果和种子也不适合B型血的人食用。

2）根据性别：男女生理各有特点，尤其女性有经带胎产，屡伤于血，故常血偏不足而气偏有余，平时应食以补血为主的膳食。经期、孕期宜多食养血补肾食物，产后应考虑气血亏虚及乳汁不足等，宜选食益气血、通乳汁的食物如归参炖母鸡、炖猪蹄等。

3）根据体质：体质偏寒的人宜食温热性食物，如姜、葱、蒜、桂圆肉、羊肉等，少食生冷偏寒食物；体质偏热的人宜食寒凉性食物，如绿豆、西瓜、芹菜、梨等，少食辛燥温热食物。体胖之人多痰湿，宜吃清淡化痰的食物，为能饱腹，可多吃些纤维素较多的蔬菜，如芹菜、韭菜、笋子等。体瘦的人多火，宜吃滋阴生津的食物，若脾胃功能欠佳者，可常吃山药莲子粥等。健康之人阴平阳秘，气血调和，饮食起居正常。男子多宜滋补肝肾，女子常宜调补气血。

吃南瓜子治前列腺炎病

医生认为，每天吃上50克左右的南瓜子，生熟均可，可较有效地防治前列腺疾病。这是由于前列腺分泌激素功能靠脂肪酸，而南瓜子就富含脂肪酸，可使前列腺保持良好功能。南瓜子之中的活性成分还可以消除前列腺初期的肿胀，同时还有预防前列腺癌的作用。

4）根据病情：病情有寒、热、虚、实的不同，根据不同的情况，选择相应的食物，寒者热之，热者寒之，虚者补之，实者泻之。如寒凉疾病可吃姜、酒、羊肉、狗肉等以温热之；燥热疾病可吃荸荠、生梨、生藕、香蕉、芹菜、西瓜等以凉之；实性不通性疾病可服麦芽、山楂、鸡内金、陈皮等以通泻之；气血虚衰性疾病可服当归、人参等以补益之。

（2）因时制宜：天人相应，"四时阴阳者，万物之根本也"，四时气候的变化，对人体的生理功能、病理变化均产生一定的影响，故食疗应注意气候特点。中医学中有"春夏养阳，秋冬养阴"之养生准则。

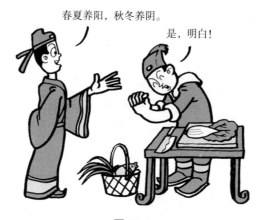

图 13-4

（3）因地制宜：俗话说："一方水土养一方人"。地域不同，人的生理活动、饮食特点和病变特点也不尽相同，所以食疗应根据不同的地域配制膳食。如东南沿海地区，气候温暖潮湿，居民易感湿热，宜食清淡除湿的食物；西北高原地区，气候寒冷干燥，居民易受寒伤燥，宜食温阳散寒或生津润燥的食物。

3.日常常用饮食性味功效简介

（1）主食类

大米：甘，平，健身养胃，止渴，除烦。

糯米：又名江米、元米。甘，微温，暖脾胃，补中益气，缩小便。

小麦：甘，凉，养心除烦，利尿止渴。

玉米：又名玉蜀黍、包谷、苞米。甘，平，调中和胃，降浊利尿。

（2）豆类及油类

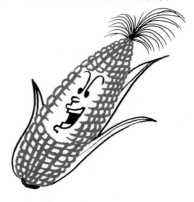

图 13-5

花生：又名花生、长生果、落地生。甘，平，润肺止咳，和胃，利尿，止血，催乳。

花生油：甘，平，滑肠下积。

黄豆：又名黄大豆。甘，平，健脾益气，补养气血。

麻油：又称胡麻油、芝麻油、香油。甘，凉，润燥滑利通便，解毒生肌。

豌豆：又名青豆、雪豆、荷兰豆。甘，平，益气和中，解疮毒，利小便。

赤豆：又名红饭豆、赤小豆、米赤豆。甘、酸，平，除热毒，散恶血，消胀满，利小便，通乳。

蚕豆：又名胡豆。甘，平，健脾胃，和脏腑，止血，解毒。

绿豆：甘，凉，清热解毒，除烦，消暑，生津止渴，利水消肿。

（3）蔬菜类

葱：又名香葱、青葱、胡葱、蒜葱。辛，温，发表解肌，利肺通阳，温暖脾胃。

生姜：辛，微温，发汗解表，温中止呕，健胃进食，解毒祛痰。

大蒜：又名胡蒜、蒜头、独蒜、大蒜头。辛，温，抗菌，消炎，解毒，健胃，温阳散寒，活血散痈。

辣椒：辛，热，温中散寒，开胃除湿。

白菜：甘，凉，清热除烦，解渴利尿，通利肠胃。

萝卜：辛、甘，凉，消食顺气，醒酒化痰，润肺止渴，解毒，散瘀，利尿。

芹菜：甘，凉，平肝清热，祛风利湿。

菠菜：甘，凉，敛阴润燥，调中养血。

韭菜：辛，温，温中下气，行血除湿，补肾壮阳。

冬瓜：甘、淡，凉，清热解毒，养胃生津，止渴利尿，减肥健美。

莲藕：甘、涩，寒，生者清热生津，凉血散瘀止血，熟者健脾开胃，补血止泻固精。

（4）肉类

猪肉：甘、咸，平，补益气血，养阴润燥。

牛肉：甘，平，补脾胃，养五脏，益气血，强筋骨，利水湿。

羊肉：甘，温，暖中补虚，益气开胃，强身健体。

鸡肉：甘，温，补气血，养五脏，强筋骨，润肌肤，填精髓。

鸭肉：甘，微寒，滋阴补虚，养血健身。

（5）水产类

鲫鱼：又名鲋鱼、脊鱼。甘，平，补益气血，除湿利水。

青鱼：甘，平，益气力，滋阴平肝，逐水除湿。

鲤鱼：甘，平，利水消肿，下气通乳。

虾：甘、咸，温，补肾壮阳，强腰膝，下乳汁，益气血，开胃化痰。

蟹：又名毛蟹、河蟹、螃蟹。咸，寒，清热解毒，舒筋活络，益气养血。

（6）水果类

木瓜：甘、酸，温，平肝和胃，舒筋祛湿，消水肿，除胀满，强筋骨。被世界卫生组织评为健康食品中的头号水果。

西瓜：甘，凉，生津止渴，清热祛暑。

草莓：甘，平，生津止渴，止腹泻，健脾润肺。

猕猴桃：甘、酸，寒，解热止渴，利尿通便。有"百果之王"之称。

橘：甘、酸，凉，专入肺胃经，疏肝理气，开胃润肺，生津润燥，止渴，止呕，除烦，解酒。

梨：甘、微酸，凉，生津止渴，清热化痰，止咳，除烦，通便。

苹果：甘、微酸，凉，生津清热，健脾开胃，助消化。

枣：甘、平，温，补中益气，养血安神。

杏：甘、酸，平，生津润肺，理气止咳，健脾开胃。

桃：甘、酸，温，生津除热，活血消积，养肝润肠。

柿子：甘、涩，寒，清热止渴，润心肺，开胃消痰，涩肠止血。

樱桃：甘、辛，平，补中健脾，除热止泻。《别录》云："令人好颜色，美志。"

荔枝：甘、酸，温，补气血，填精髓，止烦渴，益颜色。

前列腺炎的饮食禁忌

俗话说："病从口入。"很多疾病的发生或加重往往与饮食有着密不可分的关系，前列腺炎亦是如此。

酒类饮料特别是白酒，已经被公认为前列腺炎的罪魁祸首之一。有报道说，中国每年消费的白酒相当于一个杭州西湖的容量，而人人皆知喝白酒的人多为成年男性，由此也可以看出，酒类对男性性健康的消极影响有多严重。"慨当以慷，忧思难忘，何以解忧，唯

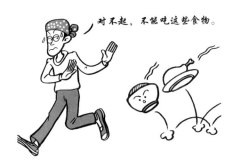

对不起，不能吃这些食物。

图 13-6

有杜康。"曹操恐怕做梦也想不到，他当年的一句名诗，在许多年以后，竟成了众多男儿酗酒的堂而皇之的理由。诚然，适当饮酒可以活血通络，能够调理人体机能，促进组织器官的新陈代谢。但是，对于前列腺炎病人来说，饮酒只有弊处而无利处。在前列腺感染时，特别是在急性感染期，应绝对禁酒，以免炎症扩散，引起疾病的蔓延。这是因为，人体吸收酒精后，前列腺会很快充血，即使饮很少量的酒，也会立即诱发前列腺充血。所以，前列腺，特别是在炎症存在的情况下，对酒精是相当敏感的。如果与辛热的葱、姜、蒜、辣椒、韭菜等一起食用的话，其作用会愈加明显。

小知识

向日葵茶治前列腺炎

每日取去掉籽的干向日葵盘 15 克，用凉水洗净，放入砂锅中，加适量水，煎煮 5 分钟，将煎煮好的药液放温代茶饮。饮用 5 天，就能改善前列腺炎症状。

另一方面，酒精能够损害人体的防御功能。酒精的代谢脏器是肝脏，排泄脏器是肾脏，大量饮酒后，肝脏一时无法完成对全部酒精的氧化，未经肝脏氧化的酒精最终会经肾脏排泄出去。久而久之，肝脏和肾脏的功能便会大受损害。另外，酒精还会使人体缺乏维生素，降低呼吸系统的抗病能力，引起贫血等，容易导致细菌、病毒或其他病原微生物的侵袭，造成感染和旧病复发。

一些辛、辣、酸等刺激性强的食物，在食用后易生内热，即俗话说的"上火"。这一类食物能够引起血管的扩张，导致器官充血，前列腺势必也会被累及，因此，前列腺炎病人应避免食用此类食物。

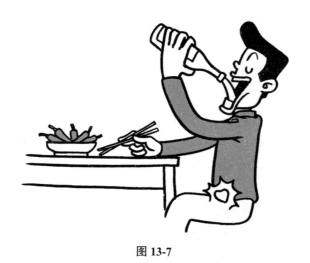

图 13-7

茶叶里含有鞣酸，对胃黏膜有一定的刺激作用，并且也会妨碍人体的消化功能，易引起大便干燥硬结。倘若肠腔内粪便累积，特别是在邻近前列腺的直肠内的粪便能够造成盆腔脏器的血液循环障碍，加重前列腺的充血。因此，前列腺炎病人应少喝浓茶。

如果你正在服用四环素、土霉素、强力霉素等抗生素治疗前列腺炎，最好少吃或不吃奶酪、黄豆、咸鱼、荠菜等食物。因为这些食物能够与药物结合，降低治疗效果。

前列腺炎的饮食选择

人们常说："三分药七分养。"当人得病后，除了打针吃药，更得学会休养。而这"休养"二字看似简单，实则大有学问。如今人们的生活水平提高了，养病的标准也是水涨船高。但是，仍有许多人不明白合理膳食的重要性，只是一味认为吃得精细就好，导致许多疾病越养越差。如果前列腺炎病人想通过饮食来吃出健康，那么你就应该学习一些饮食搭配的知识。因为，食物虽然作用平和，但仍有一定的偏性，所以必须根据不同食物的特性来进行搭配，合理应用，即根据个体需要，选用相应食物，进行合理搭配，使其符合人体健康的需要。前列腺炎病人进行食疗时，可参考下述内容。

小故事

老木匠的故事

有个老木匠准备退休，他告诉老板，说要离开建筑行业，回家与妻子儿女享受天伦之乐。老板舍不得他的好工人走，问他是否能帮忙再建一座房子，老木匠说可以。但是大家后来都看得出来，他的心已不在工作上，他用的是软料，出的是粗活。房子建好的时候，老板把大门的钥匙递给他。"这是你的房子，"他说，"我送给你的礼物。"

他震惊得目瞪口呆，羞愧得无地自容。如果他早知道是在给自己建房子，他怎么会这样呢？现在他得住在一幢粗制滥造的房子里！

我们又何尝不是这样。我们漫不经心地"建造"自己的生活，不是积极行动，而是消极应付，凡事不肯精益求精，在关键时刻不能尽最大努力。等我们惊觉自己的处境，早已深困在自己建造的"房子"里了。

把你当成那个木匠吧！想想你的房子，每天你敲进去一颗钉，加上去一块板，或者竖起一面墙，用你的智慧好好建造吧！你的生活是你一生唯一的创造，不能抹平重建，即使只有一天可活，那一天也要活得优美、高贵，墙上的铭牌上写着："生活是自己创造的。"

一、多摄取锌

锌是人体必需的微量元素，它在男性生殖器官内的含量约占人体总量的一半。多食用一些含锌量高的食物，能够维持提高机体的防御机能，保护男性的生理健康。因此，前列腺炎病人应当多吃一些含锌量高的食物，如瘦肉、海鱼类、贝类、坚果类等。

二、多摄取维生素 B_2

维生素 B_2 参与碳水化合物、蛋白质、核酸和脂肪的代谢，可提高机体对蛋白质的利用率，促进生长发育；参与细胞的生长代谢，是机体组织代谢和修复的必须营养素，并能调节肾上腺素的分泌。前列腺炎病人日常饮食中可有针对性地进行摄取，如小米、荞麦面等谷类，黄豆、蚕豆、豌豆等豆类及豆制品，以及雪菜、冬菜、冬菇、紫菜、桃子、桂圆、核桃和花生等蔬菜和果品

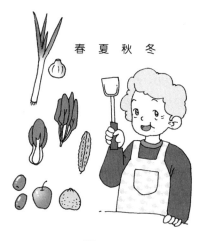

图 13-8

类。食用这些食品，一方面能缓解前列腺炎的症状，放松焦虑的情绪，另一方面也可补充其他各种人体必需的营养素。

三、多摄取维生素 C

维生素 C 具有很好的抗氧化作用，在人体遇到紧张情况时，便需要大量的维生素 C 来帮助身体正常代谢。前列腺炎病人的精神压力很大，需要经常补充维生素 C，这样有助于维持生理健康和愉快的心情。维生素 C 一般富含于新鲜蔬菜、水果中。

四、多吃高纤维食物，适当吃一些油脂类食物

之所以鼓励前列腺炎病人吃纤维素和油脂含量高的食物，是因为纤维素能够促进胃肠蠕动，油脂类能够润肠，这两类食物都能够使病人保持大便通畅，最终能够防止前列腺因便秘而受压充血。这一类食物有蔬菜、干果等。

前列腺炎的常用药膳

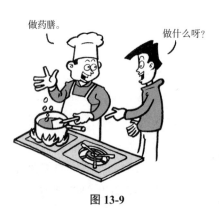

做药膳。

做什么呀？

图 13-9

中华药膳，历史悠久，源远流长，自古就有"药食同源"的说法。在经过了三千余年的漫长历程后，食疗学悄然兴起。

最近十几年大量食疗著作涌现出来，社会上的食疗实践方兴未艾，保健食品不断问世，传统的药膳滋补品更是备受大家青睐。参阅古代食疗著作和现代食疗实践资料，我们归纳总结了前列腺炎的药膳配方，以飨读者。

一、急性前列腺炎的药膳治疗

1. 湿热壅滞型

药膳 1：甘蔗白藕汁

配方：鲜甘蔗 500 克，白藕 500 克。

制法：甘蔗洗净去皮，切碎绞汁；白藕去节洗净，切碎，以甘蔗汁浸半日，再绞汁。

用法：一日内分次饮完。

功用：清热，利湿，通淋。

药膳 2：绿豆芽水芹汁

配方：绿豆芽 300 克，水芹 200 克，白粉适量。

制法：将水芹去叶洗净，连同淘净的绿豆芽一起捣碎取汁，加适量白糖调匀即可。

用法：分次饮之。

功用：清热通淋。

药膳 3：金针菜汤

配方：金针菜 50 克。

制法：以金针菜煎汤取汁。

用法：代茶频频饮之。

功用：清热通淋。

药膳 4：凉拌莴苣

配方：莴苣 250 克。

制法：莴苣去皮洗净，切成细丝，用适量食盐腌后去汁，加味精、糖、黄酒调味拌匀。

用法：佐餐服食。

功用：清热利尿。

小知识

前列腺疾病患者多吃西红柿

新近科学家研究发现，多吃西红柿有助于男士预防前列腺癌，并增强性能力。

药膳 5：鱼腥草瘦肉汤

配方：鱼腥草 60 克，瘦猪肉 100 克。

制法：将鱼腥草洗净，切段，布包；瘦猪肉洗净，切片，两者加水同炖，待熟后去药渣即可。

用法：食肉饮汤，每日 1 次。

功用：清热，利湿，通淋。

2. 热毒炽盛型

药膳 1：寒菌冬苋菜汤

配方：寒菌 200 克，冬苋菜 300 克，冬笋 25 克，清汤 500 毫升。

制法：将寒菌去蒂，洗净，放碗内，上蒸笼蒸 15 分钟取出；冬苋菜理好洗净；冬笋切成薄片。将炒锅放于武火上，放猪油烧热后，将寒菌下锅炒约 30 秒钟，再放入冬笋、冬苋菜炒片刻，加精盐、清汤及蒸寒菌的原汤，烧沸，下味精即成。

用法：吃菜饮汤，佐餐或当点心食之即可。

功用：清热利湿，凉血解毒。

药膳 2：竹叶车前茶

配方：鲜车前草 100 克，鲜竹叶心 10 克，生甘草 10 克，白糖适量。

制法：将车前草洗净，切碎；鲜竹叶心、生甘草洗净，同车前草一同入砂锅内，加水煎汁，弃渣取汁，加白糖调味。

用法：代茶频频饮之。

功用：清热利湿，泻火通淋。

药膳 3：芹菜粥

配方：鲜芹菜 100 克，粳米 50 克，食盐少许。

制法：先煮粳米成粥，加入洗净之芹菜（切段），熬煮至米极烂，再加入食盐即可。

用法：每日 1 次，连服 3 ~ 4 周。

功用：清热，凉血，利湿。

二、慢性前列腺炎的药膳治疗

1. 湿热下注型

药膳 1：鲜猕猴桃

配方：鲜猕猴桃 250 克。

制法：剥皮后洗净即可。

用法：每日生食。

功用：清热和胃，利尿通淋。

药膳 2：盐西瓜

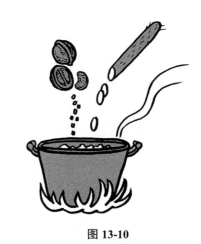

图 13-10

配方：西瓜 1 个，精盐适量。

制法：将瓜去皮、子，切块，用精盐适量调拌，不可过咸或过淡，适度为宜。

用法：即时随量食之。

功用：清热利尿。

药膳 3：车前发菜汤

配方：车前草 10 克，发菜 10 克，冰糖适量。

制法：上二味加清水适量，煎煮 30 ~ 60 分钟，再加冰糖适量，煮至冰糖溶化即成。

用法：喝汤吃菜，每日 1 次。

功用：利尿通淋，清热泻浊。

药膳 4：金石赤豆粥

配方：金钱草 50 克，石韦 30 克，赤小豆 30 克，粳米 50 克。

制法：先将前二味水煎取汁，将汁与赤小豆、粳米同煮粥。

用法：空腹食用，连服 10 ~ 15 天。

功用：清热利湿，利尿通淋。

药膳 5：三金石韦汤

配方：鸡内金 15 克，金钱草 10 克，海金沙 10 克（布包），石韦 15 克。

制法：将后三味共入锅中，加水适量煎几沸后，加入鸡内金，再煎 20 分钟即可，去药取汁。

用法：随时饮用，每日 1 剂。

功用：清热通淋。

2. 阴虚火动型

药膳 1：水鸭益脑汤

配方：水鸭 1 只，瘦肉 100 克，淮山药 15 克，枸杞子 15 克，生姜 20 克，精盐、鸡精少许。

制法：将水鸭去毛，除内脏；将瘦肉放入滚水中煮 5 分钟，捞出洗净；将淮山药和枸杞子洗净。将适量清水煮沸，再将上述全部材料入锅，文火慢炖 4 小时，下盐调味。

用法：食肉喝汤，每日 1 次佐餐，连食 10 ~ 15 天。

功用：滋阴补气。

药膳 2：甲鱼滋阴汤

配方：甲鱼 1 只（需 300 克以上），枸杞子 30 克，熟地黄 15 克，食盐、生姜、葱适量。

制法：将甲鱼放入沸水中烫死，剁去头爪，揭去鳖甲，掏净内脏，洗净，切成小块，放入砂锅内。再放入洗净的枸杞子和熟地，加水适量，用武火烧开，再加入盐、姜、葱，改用文火煮至鳖肉熟透即成。

用法：食肉喝汤，可佐餐，可单食。

功用：滋阴补肾。

3. 气滞血瘀型

药膳 1：通草粥

配方：通草 6 克，生地 30 克，小米 50 克。

制法：将前二味水煎去渣取汁，后入小米煮粥即可。

用法：空腹食用。

功用：利尿通淋。

药膳 2：葵菜羹

配方：羊肉 500 克，草果 5 个，良姜 6 克，羊肚 1 个，羊肺 1 具，蘑菇 250 克，胡椒 15 克，白面 500 克，葵菜 500 克，葱、盐、醋适量。

制法：先将羊肉、草果、良姜熬成汤，再将另炖熟的羊肚、羊肺、蘑菇切碎放入汤中，再加胡椒粉及葵菜、葱、盐、醋熬成羹。另用白面做成细面条煮熟，蘸此羹食之。

用法：佐餐。

功用：顺气利尿，化湿通淋。

药膳 3：白果冬瓜子饮

配方：白果 10 个，冬瓜子 30 克，莲子肉、胡椒粉各 15 克，白糖少许。

制法：将白果去皮、心，冬瓜子洗净，莲子肉去心，一同放入锅内，加水适量，用武火烧沸，再用文火煮熬 30 ~ 40 分钟，滤去渣，加入胡椒粉、白糖，搅匀，装入罐中即可。

用法：当茶随意饮用。

功用：通淋利尿。

4. 肾阴不足型

药膳：栗子百合生鱼汤

配方：鲤鱼 1 条（约 400 克），鲜栗子肉 250 克，百合 50 克，芡实 25 克，瘦肉 150 克，陈皮 1 块。

制法：将鲤鱼拍死，去鳞，除内脏，用盐擦一遍。将栗子肉用热水烫去皮。瘦肉放入滚水中煮 5 分钟，捞出洗净。百合、芡实洗净。陈皮浸软洗净。将适量清水煮沸，放入上述全部材料，文火慢炖 2 小时 30 分钟，下盐调味即可。

用法：食肉喝汤，每日 1 次佐餐，连食 10 ~ 15 天。

功用：滋阴补肾。

小知识

保护前列腺每天吃 3 个苹果

在前列腺液中，锌是相当重要的微量元素。当前列腺内锌含量较高时，前列腺自行抗菌消炎能力就强；而患了慢性前列腺炎，锌含量就会明显减少。所以，慢性前列腺炎患者经常食用苹果，或者经常饮用浓度较高的苹果汁，将非常有利于治疗。

---

5. 肾阳虚损型

药膳 1：羊肾面

配方：麦粉面条 100 克，羊肾 2 个（去油膜，煮熟切片），绿豆芽 50 克，猪油、胡椒、食盐、味精等适量。

制法：先煮羊肾，熟后下面条及绿豆芽，最后加入适量猪油、胡椒、食盐、味精等调味品即可。

用法：每日 1 次佐餐食，连服 2 ~ 3 周。

功用：补肾阳。

药膳 2：银杏炖猪肾

配方：猪肾 2 个，银杏 10 克，生姜、葱、绍酒、食盐少许。

制法：将猪肾洗净切片，与去壳之银杏和生姜等物同时入水炖煮，熟后即成。

用法：酌量分次食用，连服 10 ~ 15 天。

功用：补肾化浊。

药膳 3：燕窝粥

配方：燕窝 5 克，糯米 30 克，冰糖 10 克。

制法：用温水浸泡燕窝，使之发涨，然后捞起浸入凉水中，用小镊子择净燕毛。糯米浸泡 24 小时，淘净，下锅，加水，上火煮沸，待米粒煮开时加入燕窝、冰糖，文火煮熬至熟烂即可。

用法：每日 1 次温服，连服 7 ~ 10 天。

功用：滋肾化浊。

6. 中气不足型

药膳 1：童鸡虫草汤

配方：童子鸡 1 只（约 1000 克），冬虫夏草 20 克，桂圆肉 20 克，瘦肉 15 克，生姜 3 片，精盐少许。

制法：将鸡杀好洗净，与瘦肉同放入滚水中煮 5 分钟，捞出过冷水。洗净桂圆肉、冬虫夏草。把适量清水煮沸，将上述材料全部放入锅中，文火煮 3 小时，下盐调味即成。

用法：食肉喝汤，每日 1 次佐餐，连食 10 ~ 15 天。

功用：滋阴补血，温中益气。

药膳 2：糯米党参白芷丸

配方：糯米 500 克，党参 50 克，白芷 30 克。

制法：糯米炒黑，研为粉，党参、白芷为末，制丸如梧桐子大小。

用法：每次服 50 丸，每日 2 次，连服 3 ~ 4 周。

功用：健脾利湿化浊。

药膳 3：黄芪山药葡萄粥

配方：黄芪 20 克，生山药 30 克，莲子肉 30 克，葡萄干 30 克。

制法：黄芪煎水去渣，加入山药、莲子、葡萄干同煮成粥。

用法：每日 1 次温服，连服 2 ~ 3 周。

功用：健脾化浊。

药膳 4：神仙韭子粥

配方：山药 30 克，芡实 30 克，粳米 30 克，韭菜子 15 克，食盐少许。

制法：将山药洗净，蒸熟，去皮，切成小块。芡实洗净，下锅煮熟，去壳捣碎为细米粒状。韭菜子浸泡发涨。粳米淘净后与韭菜子、芡实米同煮，待米粒将烂时，加入山药块，继续熬煮成粥，再入食盐即可。

用法：每日 1 次，温热食之。

功用：化浊祛瘀，健脾补肾。

一般来说，前列腺炎以实证居多，像湿热壅滞型、热毒炽盛型、湿热下注型都是实证，这些证型的病人忌食参茸、炸鸡、烧鹅、虾蟹、狗肉、羊肉等温补壮阳或易生湿热之品。另外，气滞血瘀型也多为虚实夹杂而以邪实为主，故也应忌食温补壮阳或易生湿热之品。但一般的饮食没有绝对禁忌。其他几种虚证倒不必计较太多。

第十四章　前列腺炎的运动疗法

什么是运动疗法

　　运动疗法，即为了缓解症状和改善功能通过全身或局部的运动以达到强身健体或治疗疾病目的的方法。在各种自然疗法中，运动疗法最能调动患者自身能动性，锻炼精神与意志，积极乐观地与疾病作斗争。往往在不经意的运动中，疾病便悄然遁形。既健身又练心的运动疗法，在生活节奏日趋加快、竞争日趋激烈的今天，受到越来越多现代人的青睐。

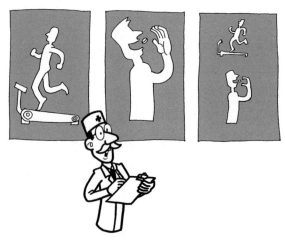

图 14-1

一、运动的生理功效

　　动物界有一个有趣的现象，那就是野生动物比家养动物寿命长。例如野兔平均可活 15 年，而家兔只能活四五年。为什么会这样呢？除了生活空间相对广阔外，动物学家认为，野生动物为了寻食、自卫、避敌、摆脱恶劣气候的侵害，经常要东奔西跑，身体得到了很好的锻炼。这样一代一代传下去，体质变得越来越好，寿命自然比家养动物长。家养动物活动空间狭小且无食物之忧，种群会逐渐退化。那么人呢？道理其实是一样的。调查表明，坚持从事适量运动的人，比不参加运动或偶尔运动的人死亡率低 1.5 倍，其心脑血管病、糖尿病、癌症、老年性痴呆的发病率明显减少，其寿命可延长 4 ~ 6 年。生命在于运动，运动是养生保健的根本。那么运动对人体会产生哪些影响呢？

　　1. 运动可促进新陈代谢　运动可使呼吸加快，心跳加快，吸入更多的氧气，排出更多的二氧化碳；扩张毛细血管，加快血液循环，促使机体代谢产生的废物及时通过循环、呼吸系统排出体外，给机体内部一个清新平衡的环境，从而使机体趋向健康。

　　2. 运动对身体各系统的影响　运动可以提高心血管机能，扩张冠状动脉，使心脏的血液供应得到改善，还可降低血脂，从而防治动脉硬化，使全身血管弹性增加；运动能改善人体呼吸机能，提高肺活量，经常运动锻炼，又可增强机体的抵御外邪功能，适应气候变化，从而有助于预防呼吸道疾病；运动可促进消化，增强脾胃功能；新陈代谢产生的废物大多通过肾脏排泄，因而运动可通过增进新陈代谢而增进肾脏的排泄功能；反复的肌肉运动能提高大脑皮质兴奋与抑制的协调性，从而可改善神经系统的调节能力。

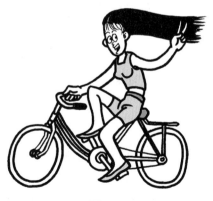

图 14-2

　　3. 运动可带来美好的心情　运动能够愉悦身心，实践中我们都会有体会。什么道理呢？中医学认为形和神是统一的，体内的代谢废物增多时，人的"神"往往也会疲惫不堪，心情会郁闷，这时候如果跑跑步，打打球，运动一下，促进新陈代谢，使体内废物及时排出体外，郁闷的心情就会一扫而光，代之以轻松和愉快。国外有谚语说："运动是世界上最好的安定剂"。近年来神经心理学家通过实验证明，肌肉紧张与人的情绪状态有密切关系。不愉快的情绪通常和骨骼肌肉及内脏肌肉绷紧的现象同时产生，而运动能使肌肉在一张一弛的条件下逐渐放松，有利于解除肌肉的紧张状态，从而减少不良情绪的发生。

小知识

多大年纪容易患前列腺炎

20~30 岁的时候，前列腺炎的发病率是非常低的，但是二十多岁的时候也有前列腺炎的表现，一般都是与过频的手淫有关系，大多是无菌性前列腺炎。30~40 岁的时候最多，发病率比较高。到了 50 岁以上，以前列腺良性增生为主。到了 80 岁时，80％都是前列腺良性增生。

二、运动疗法的特点

运动疗法是一种主动疗法，它要求患者主动参加运动，养成运动的习惯，通过锻炼，调节情绪，增强信心，促进机体康复；运动疗法是一种全身疗法，不但对局部器官组织起到锻炼作用，还通过神经反射、神经 - 体液调节机制改善全身机能，提高免疫力，促进患者的自身康复；运动疗法是一种功能疗法，通过体育运动，可使衰退的功能得到增强，使有缺陷的功能在一定程度上得到改善；运动疗法更是一种自然疗法，老少皆宜，只要方法得当，既不会产生副作用，又能达到增进健康的目的。

三、运动疗法的原则

1.适度原则   任何事情都要讲究一个"度"，运动更是如此。适度的运动有益人体健康，而超过了这个度，则是过犹不及，竞技体育中许多猝死案例足以说明这一点。那么如何掌握这个度呢？在实际运动中，可通过控制运动时间和运动强度来掌握。一般运动时间可限定在半小时到 1 小时内，或根据个人的具体情况来定。运动的强度可从以下两种方法来自行测定和控制。

（1）自觉用力评分法：凡是运动，随着活动强度的加大，人的感觉会从"很轻松"和"比较轻松"到"有点累"和"比较累"，进而达到"很累"。运动中感到"有点累"的强度实际上已经达到了有氧运动强度的要求。这在科学上称为自觉用力评分法，也是人人可以掌握的一种锻炼方法。

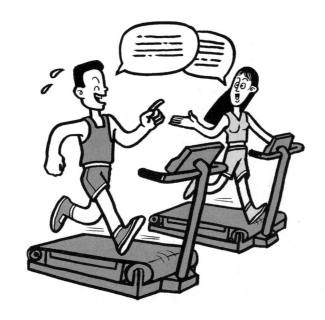

图 14-3

（2）谈话试验法：在运动时你如果上气不接下气，说明你的运动强度过大。你在运动时必须感到"有点累"，同时，又能够和身旁的同伴讲几句话，说明运动强度适宜。

2.因人而异原则　运动疗法也是因人而异的。每个人的性别、年龄、职业、胖瘦、高矮、病情等等都是不同的，因而要根据个体情况选择适宜的运动疗法。相对来说，年轻的、身体较壮的、病情较轻的可选择运动量大的锻炼项目，如长跑、球类等；年老的、身体较虚弱的、病情较重的宜选择动作缓慢柔和、肌肉协调放松、全身能得到活动的运动，像步行、太极拳、慢跑等。每个人工作性质不同，所选择的运动项目亦应有别，如售货员、理发员、厨师要长时间站立，易发生下肢静脉曲张，在运动时不要多跑多跳，应仰卧抬腿；经常伏案工作者，要选择一些扩胸、伸腰、仰头、远望的运动项目。总之，因人而异是运动疗法的基本原则之一。

3.因时而异原则　许多运动只要方便是随时可以进行的。但运动时间不同，往往对身体产生的影响也不尽相同。一个健康的成年人每分钟呼吸16～20次，一天吸入空气约十多立方米。而运动时，由于代谢的需要，吸入的空气往往是正常状态下的2～3倍。所以锻炼时环境与时间的选择显得尤为重要。为使运动达到最佳效果，有必要研究一下最佳的运动时间，尤其是户外运动。通常居住在城市里的人们认为早晨的空气经过一夜的沉淀而洁净清新，故在这时运动对人体最好，其实不然。气象专家告诉我们，在一般情况下空气污染每天有两个高峰期，一个为日出前，一个为傍晚。特别是冬季，由于冷高压的影响污染更为严重，有害气体要高出正常情况下的2～3倍。

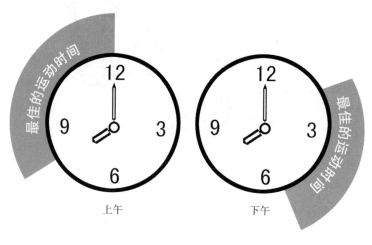

图 14-4

在冬季，清晨寒冷的空气对刚从温暖的家中走出来的老年人尤为不利，冷空气突然的刺激会使人体血管急剧收缩，从而易于导致各种心脑血管疾病的急性发作，危及生命。故早晨运动并不是明智的选择。研究表明，每天8～12时和14～17时，是肌肉收缩速度、力量及耐力等人体机能处于相对最佳状态的时间段，人的感觉最灵敏，协调能力、体力的发挥和身体的适应能力最强，并且这时心率及血压最平稳，这时锻炼对身体健康更有利。因此最佳的运动时间最好选择在 8 ~ 12 时和 14 ~ 17 时这两个时间段。另外，还要根据个人具体的病情来选择具体的时间，如消化系统疾病要避开饭前时间，失眠选择黄昏前的时间运动等等。

4.坚持原则　运动疗法不是一朝一夕的事情，贵在有恒心，坚持不懈。

四、运动疗法要注意的细节问题

1.每天进行运动时，可以灵活掌握，不刻意固定时间，但一定要有恒心，坚持不懈。

2.运动时要选择氧气充足、空气清新的地方。

3.运动前一定要热身，活动活动一下四肢，逐渐进入运动状态。

4.由于运动中出汗会大量损耗体内液体，从而使力量、速度、耐力及心脏的输出能力都有所减弱，故在运动前 1 ~ 2 小时、运动中及运动后都要饮用适当的净水，不要到口渴时才喝水。

5.进行户外运动时，尤其要注意气候的变化，随身携带衣物，及时增减，避免受凉感冒。

6.条件允许，可根据运动的项目来选择合适的背景音乐来陪伴你进行运动。

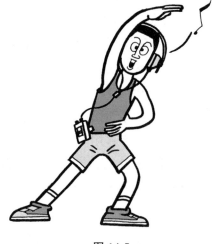

图 14-5

美国马里兰州立大学的一项课题研究表明，音乐是运动过程中最有力的驱动工具。

在运动过程中如果有音乐伴奏，会增加运动的频度，延长每次运动的时间并且加大练习的强度。此外，听音乐的同时还可体味运动过程中自我陶醉的乐趣，使你获得更好的运动效果。这是因为美妙的旋律会一直萦绕在你的脑海中，驱动你的身体在舞动，随着完美的节拍，达到最理想的效果。

前列腺炎的运动疗法

一、运动对前列腺炎患者的益处

有不少人罹患前列腺炎的病人不愿参加体育锻炼，唯恐加重病情，或者有损"肾气"，甚至影响生育。其实不然，适当的体育运动不但可帮助炎症吸收，而且有助于前列腺的功能恢复，益处很多，主要归纳有以下几点：

1.体育锻炼后，全身包括前列腺局部血液循环加快，对消灭前列腺内部的细菌或促进炎症的消散均有益处。

2.适当的体育运动，不但使前列腺局部血液循环加快，而且能促进前列腺液分泌增多，可将细菌毒素冲淡，亦可通过排尿或遗精将细菌排出体外，有助于机体的康复。

3.由于体育运动加快了血液循环，故能帮助药物迅速到达前列腺体内，增加药物的治疗作用。

4.体育锻炼可以消除因慢性前列腺炎引起的各种表现，如腰酸、下腹疼痛和神经衰弱的各种症状。

二、前列腺炎患者的运动方式

前列腺炎病人在日常生活中可根据自己的爱好选择步行、散步、慢跑、游泳、垂钓等现代运动方式，当然也可选择一些传统保健运动，如太极拳、八段锦、五禽戏等来锻炼身体。

小知识

什么情况下需要前列腺按摩？

前列腺按摩，就是对前列腺进行按摩，可疏通前列腺导管。急性细菌性前列腺炎患者禁用前列腺按摩，以防止感染扩散。慢性前列腺炎患者可每周按摩 2～3 次。

1. 走路　专家建议，我们可以选择"三、五、七"，即每天应步行 3 千米、30 分钟，每周至少运动 5 天以上。步行不需要满负荷，只要达到七成就可以起到防病健身的作用。

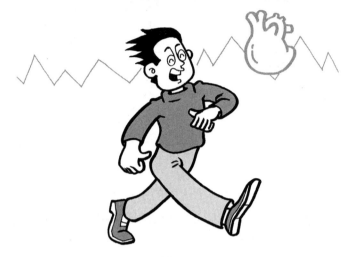

图 14-6

前列腺炎患者采用步行疗法时，只要逐渐延长路程，逐渐加快速度，逐渐减少中途休息的次数和时间，就可以增强体力负荷能力。经过一段时期的锻炼后便能自在地在 1.5~2 小时内走 4 ~ 8 千米。为了避免体力负荷过重，可以将每天一次步行的距离分为两次完成，但都需要在自我感觉良好的状态下进行。若是出现气短或胸闷，应立即休息或放慢步行的速度。

散步也是走路的一种方式，只不过在速度上比通常说的步行稍慢一些。散步方式有以下几种：普通散步用慢速（每分钟 60 ~ 70 步）和中速（每分钟 80 ~ 90 步），每次半小时到 1 小时。散步应该到户外空气新鲜的地方去，在散步时，步履应该轻松，状如闲庭信步，周身气血方可调达平和，百脉流通，从而达到止痛的目的。散步时不要匆忙，宜从容和缓。这样，悠闲的情绪，愉快的心情，不仅能提高散步的兴趣，也是散步养生的一个重要方面。由此可见，散步对于前列腺炎病人是非常重要的，它不仅能够调控人的身体状况，而且能够调控人的心理状况。散步还须注意循序渐进，量力而为，做到形劳而不倦，否则过劳耗气伤形，也达不到散步的目的。

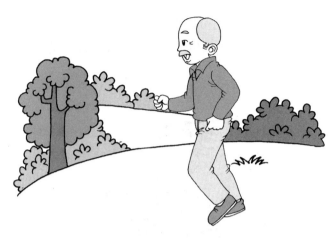

图 14-7

2.慢跑　在古希腊山岩上刻了这样的字："你想变得健康吗？你就跑步吧！你想变得聪明吗？你就跑步吧！你想变得美丽吗？你就跑步吧。"这就是说跑步能使人健康，使人聪明，使人线条好。前列腺炎病人适当地进行慢跑，有利于血液的流通顺畅，扩张血管，从而达到治疗预防的目的。

进行慢跑锻炼时，应先做好准备活动。这样，在慢跑中才能保证机体各器官功能的协调。准备活动可因人而异，可先做徒手体操，打太极拳，也可以先走一段再逐渐过渡到慢跑。慢跑的正确姿势应该是两手微握拳，上臂和前臂弯曲成 90 度左右，两臂自然前后摆动，上体略向前倾，尽量放松全身肌肉。两脚落地要轻，用前脚掌先着地，这样做一方面可以得到足弓的缓冲，防止身体受到震动，以免出现头晕、腹痛和脚跟疼痛；另一方面用前脚掌向后蹬地时产生的向上向前的反作用力，能加快跑步的速度。如果是泥土地或跑道，也可用全脚掌落地，这样不易疲劳。跑步时，最好用鼻呼吸，避免用口呼吸，防止空气直接刺激咽峡、气管而引起咳嗽和恶心、呕吐，甚至发生气管炎。如果用鼻呼吸不能满足需要时，也可用口鼻联合呼吸，就是用鼻吸气，半张口呼气。可用舌尖顶着上腭，微张口吸气，以使吸入的空气首先碰着舌的底面，在口腔中回旋后再进入气管，以减轻冷空气对气管的刺激。此外，还要注意呼吸频率要与步伐协调。一般是两步一吸，两步一呼，也可以三步一吸，三步一呼。慢跑可根据自己的实际情况采用不同的方式。原来缺少锻炼或体格较差的患者，开始可采取慢跑和走路交替的方法。如觉得累，可多走少跑；如跑后身轻舒适，可多跑少走，逐渐增加跑的距离，慢慢过渡到完全慢跑。原来有一定锻炼基础或体质较好的患者，也可一开始就进行慢跑锻炼。慢跑时还可与同伴边跑边说话，这样不觉得难受，运动中以不喘粗气为宜。慢跑行将结束时，要逐渐减慢速度，使生理活动慢慢和缓下来，不可突然停止，因为经过较长时间的慢跑之后，人体内的血液循环加快，如果马上静止不动，四肢的血液不能很快循环到脑和心脏，结果心脏和大脑就会出现暂时性缺氧，引起头晕、恶心或呕吐。因此，慢跑后一定要做好整理活动。如出汗较多，应及时擦汗，穿好衣服，适量饮水，休息 20 ~ 30 分钟后再进行洗浴。

3. 游泳　游泳运动是一项全身性的运动项目，所有的肌肉和内脏器官都参加有节奏的活动。运动量与运动强度可大可小，游泳的速度可快可慢。对于前列腺炎患者来说，游泳可以说是一种锻炼血管的体操。慢速度的游泳可以放松肌肉。应该注意的是在前列腺炎的症状明显或者病情严重时是禁忌游泳的。平时游泳还要注意运动量的控制，不要过快，也不要过猛。入水前要做好准备活动，若生理上准备不足，一时适应不了水中环境，容

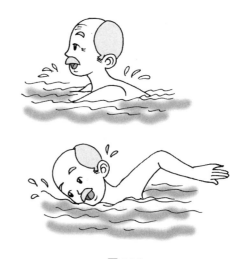

图 14-8

易引起头晕、恶心等不适症状，严重的会抽筋或拉伤肌肉。另外，空腹和饭后都不宜游泳，因为空腹时血糖较低，会引起头晕、四肢乏力，甚至发生意外。饭后游泳，血液流向四肢，使消化道的血液量减少，影响食物的消化吸收。剧烈运动后不宜游泳。过量饮酒后不宜游泳。游泳时间不宜过长，一般在水中停留时间以 30 ~ 60 分钟为宜。

4. 垂钓　垂钓对健身养生很有益处，许多长寿老年人都有垂钓的习惯，我国历史上就出现过许多以垂钓健身的著名人物，如姜子牙、严子陵等。垂钓能使人身体健康，耳聪目明，思维敏捷，精力充沛。

垂钓其实是一种心理疗法，当一条活蹦乱跳的鱼儿被钓上来后，会使人欣喜万分，心中的快乐难以言表。鱼儿进篓，又装饵抛钩，寄托新的希望，因

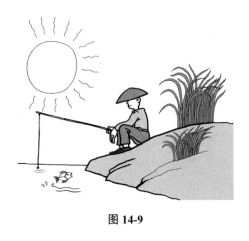

图 14-9

此，每提一次竿，无论有没有钓到鱼，都是一次快乐的享受。此种乐趣冲淡了人们精神上的忧虑，患者处于这种精神状态中，必然有利于疾病的医治和病情的好转。另外，由于垂钓的环境一般都是比较幽静的水边，鸟语花香，青山绿水，垂钓者就有一种神清气爽、脑清目明的感觉。在大自然中，吸入清新的空气，可以改善人体心肺功能，对治疗前列腺炎有很大的益处。

5.瑜伽　瑜伽作为一种新兴的运动方式，对前列腺炎可以起到很好的治疗作用，尤其可以缓解因为精神压力大引起的前列腺炎。瑜伽梵文的意思为"结合"或"合在一起"，起源于古印度，瑜伽理论认为，人类要获得更高健康、智力水平，就务必使人体的各系统的各个方面最大限度统一起来，结束身、心"分离"状况，方可凝聚生命资源，达到万众一心、同舟共济的内环境，也只有做到如此，才能真正达到健康状态。而科学研究证实，人脑的神经线路并不是起初就非常完善的，而是在成长的过程中不断刺激、训练，磨合之后才能逐步形成健全的大脑功能。患者练瑜伽的时候要选择通风好的场地，穿

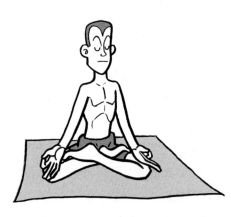

图 14-10

着宽松的天然面料的服装，赤脚最佳。首饰、手表最好摘掉，不宜穿紧身衣服。空腹 2 ~ 3 小时（因人而异，低血糖的人可食少量饼干、牛奶类食物来补充糖分和热量）后开始，练完后的 30 分钟之内，不洗澡，不吃食物，不做剧烈运动，以免破坏体内平衡。月经期间可选择一些较为轻松的姿势来练习，不做犁式、肩立式和一些增加腹压的姿势。

目前关于瑜伽方面的介绍太多太

杂，我们建议患者在专业瑜伽教练的指导下进行，以免运动不得法而出现一些意外，造成不必要的伤害。

6. 太极拳 对于前列腺炎患者来说，太极拳能够使全身肌肉放松，能使血管紧张度松弛。中医学讲，太极拳具有补益肾精、强壮筋骨、抵御疾病的作用。打太极拳时用意念引导动作，有助于消除精神紧张因素对人体的刺激，有利于血管的松弛。

练习太极拳时心要静而且精神要振作，既不要低眉垂目，萎靡不振，而缺少生气，也不要怒目攒睛，挺胸露齿。最好遵照正规的套路来认真锻炼。但要练得自然松静，动作轻灵，必须

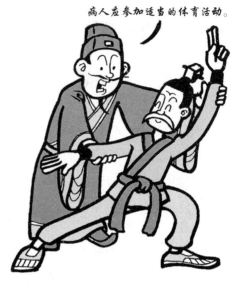

病人应参加适当的体育活动。

图 14-11

小知识

男性"特区"的保护

○忌早恋及过早性生活

○忌性生活过频

○忌不洁性交

○忌天天穿牛仔裤

○忌不讲性器官卫生

○忌不经常自我检查

"依规矩，熟规矩，化规矩，不离规矩。"有这种精神，才能练得太极的精髓。练习太极拳应注意"以心领意，以意导气，以气运身"，做到动作均匀和连绵不断，呼吸自然，手足上下一致，内外一致，虚实分清，动静分明，刚柔相济，各部分器官协调，不仅要有外在的动作，更要有形成动作的意念，这样才能使气运于身，达到祛病健身之效果。总之，太极拳每一套路都有它的精义，必须悉心揣摩，仔细领会。举手投足，动作不要太笨拙，太笨拙就全身易

于强硬。要步随身换，进退需有折叠。姿势必须先求开展，后求紧凑，随时留意，招招用功，式式清楚。动作还要连贯，一气呵成。这样，日积月累，功到自然成。另外，太极拳不仅注重身体的修炼，更注重精神和心理素质的修养以及思维的形象化训练。它的动作应轻灵、活泼、矫健，表现出气宇轩昂而又安逸恬适。

7.八段锦　八段锦在我国民间流传十分广泛，一般认为是南宋初年无名氏创编。现代研究证实，八段锦能改善神经 - 体液调节机能，加强血液循环，对前列腺炎的治疗也是一种较好的运动方法。

值得提醒的是，读者朋友在参加体育锻炼时，运动量要适可而止，应当选择力所能及的运动项目，避免骑跨运动，如骑自行车、骑摩托车、骑马等，因为这些运动有可能使前列腺部位直接并持续受到压迫，从而加重其充血和水肿的程度，导致病情发展。

另外，慢性前列腺炎病人除了参加适当的体育活动以增强体质和促进前列腺炎症状迅速消退外，还要积极配合进行各项综合疗法。

说了这么多，我们最主要的目的还是让广大患者运动起来，通过运动来治疗疾病。运动疗法一种绿色的治疗方法，没有副作用而且简单易行，何乐而不为呢！

第十五章　前列腺炎的音乐疗法

什么是音乐疗法

音乐能够移情易性，给人带来美妙的享受，各种不同的音乐可以带给人各种不同的心灵体验，故音乐疗法也有人称之为"心理音乐疗法"。那么如何用音乐来治病呢？从技术上说，现代音乐治疗是一门涉及音乐、心理、中西医学、电子、工程等多种学科的新兴的边缘学科，是用特定的音乐信号和它所转换成的其他能量作用于人体，达到防治疾病目的的一种方法。音乐治疗有多种形式，如单纯音乐治疗、音乐电磁疗法等，均属于自然疗法的范畴，而且从一定意义上说，是"愉快的自然疗法"。

1. 音乐的治疗原理

（1）音乐与人体的共鸣：声音是一种振动，而人体本身也是由许多振动系统所构成，如心脏的跳动、胃肠蠕动、脑电的波动等。医学研究证实，当听到音乐产生的振动与体内器官产生共振时，会使人体分泌一种生理活性物质，调节血液流动和神经，让人富有活力，朝气蓬勃。换句话说，当人体细胞的振动与外界节奏协调时，人就有了舒畅的

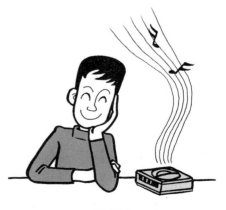

图 15-1

感觉。音乐对人体器官的这种直接物理作用，会调节各器官的功能活动达到最佳状态。不同的音乐节奏也会影响人体不同的荷尔蒙分泌。

（2）音乐本身的作用：音乐具有主动的、积极的作用，能够提升人的创造性思维能力，使右脑灵活。特有的音乐节奏与旋律能使左脑休息，刺激右脑活动，因此对创造力、信息吸收力等潜在能力的提升有很好的效果。音乐也能引导出重要的 α 脑电波。我们知道，α 脑电波主宰人体安定平静的情绪，经常听一定的音乐能有效加强 α 波，使其凌驾其他不安的脑电波，达到松弛身心、稳定平和心境的效果。此外，音乐能促进消化道的活动，影响心脏血管系统，使血脉畅通，加速排出体内废物，有助于疾病的恢复。

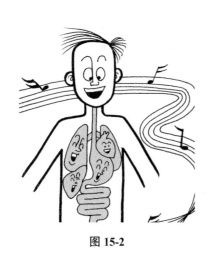

图 15-2

这里应当指出的是，并不是所有的音乐都有治疗效果。有研究发现，以演奏古典乐曲为主的乐队成员，心情大都平稳愉快；以演奏现代乐曲或以演奏现代乐曲为主的 70% 以上的人患有神经过敏症，60% 以上的人急躁，22% 以上的人情绪消沉，还有些人经常失眠、头痛、耳痛和腹泻。还有人对一些音乐爱好者做过调查，发现在经常欣赏古典音乐的家庭里，人与人的关系相处得和睦；经常欣赏浪漫音乐的人，性格开朗、思想活跃；而热衷于嘈杂的现代派音乐的家庭里，成员之间经常争吵不休。

2. 音乐疗法的特点　音乐治疗是健康、自然的，从根本上说，这个过程也是愉快的。音乐疗法不依赖任何药物，而是利用人与音乐的特殊关系来改善人的健康状态，因此是一种非常理想的"自然疗法"。

3. 音乐疗法的功效

（1）纠正不良的精神心理状态：古希腊著名的数学家、天文学家毕达哥拉斯说："把各种音调融合在一起，能使各种莫名其妙的妒忌、冲动等转化为美德。"另一位古希腊哲学家柏拉图说："如果教育得适当，节奏与和声比什么都深入人心，比什么都扣人心弦。大家知道，当我们用耳朵感受音乐旋律时，我们的精神世界就会起变化。"大量心理临床研究也表明，音乐有益于人的心理卫生。

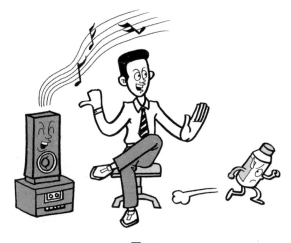

图 15-4

（2）促进机体恢复并保持健康状态：美国一位医学家曾统计了 35 名美国已故著名音乐指挥的年龄，他们的平均寿命为 73.4 岁，高于美国男子的平均寿命 5 年。据德国、意大利等国家的调查，经常听音乐的人比不听音乐的人寿命通常要长 5 ～ 10 年。有的专家甚至经过研究指出，舒伯特的音乐能助失眠者入睡，巴赫音乐可减轻消化不良，莫扎特音乐能减轻风湿性关节炎的疼痛感。也有的说，莫扎特的音乐可以起到消除疲劳、重振精神的作用。总之，音乐能够减轻疾病症状，改善患者生存状态，促进机体恢复健康。

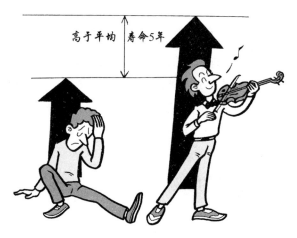

图 15-5

开心一乐

　　有个太太多年来不断抱怨对面的太太很懒惰，"那个女人的衣服永远洗不干净，看，她晾在外院子里的衣服总是有斑点，我真的不知道，她怎么连洗衣服都洗成那个样子……"直到有一天，有个明察秋毫的朋友到她家，才发现不是对面的太太衣服洗不干净。细心的朋友拿了一块抹布，把这个太太的窗户上的灰迹抹掉，说："看，这不就干净了吗？"原来，是自己家的窗户脏了。

　　（3）促进机体潜能的发挥：因为音乐主要作用于人的右脑，因此可调动开发人右脑强大的却潜藏的功能，经常聆听优美的音乐，可使人变得聪敏智慧，大大提高人的创造性思维能力，使人有意想不到的收获。

　　4. 音乐疗法的适应证　从广义上说，音乐疗法适宜于男女老幼各种群体的各种疾病。合适的音乐对所有的病人都是有好处的。但就目前来说，音乐疗法主要用在精神心理疾病领域，如精神分裂症、抑郁症、躁狂症、老年痴呆症、儿童生理和智力的残疾和发展障碍、学习障碍等各种疾病以及正常人的心理治疗等，取得了较好的效果。另外，妇产科、儿科、牙科、肿瘤科等也应用音乐疗法来减轻疼痛和消除心理不适。应当说，音乐疗法有广阔的应用前景，有待于医学科研人员去开创和实践。

前列腺炎常用的音乐疗法

　　音乐疗法是针对整个机体的精神心理上的治疗。在舒缓的音乐中，能使前列腺炎患者将心中因疾患而导致的不良情绪完全抛弃，转移注意力，转移因局部症状引起的不适。可以作为各种治疗如针灸、按摩甚至手术治疗同步采用的方法，可消除患者对不同治疗方法所带来的恐惧及疑惑心理，使各种治疗方法得到较好的实施。

一、选择适合患者自己的音乐

　　即使人们对音乐不甚了解，但优美的旋律很自然地就能让人陶醉，就像美丽的景色或形象很自然地被人们所喜爱一样，这是人类美学认识上的共性表现。所以一般说来，播放一些优美的音乐不仅对前列腺炎患者的健康有好处，而且对健康人也有良好作用。但是问题并不是这么简单，对于每一位接受音乐治疗的人来说，都有着千差万别的不同情况，这就是我们中医所说的"因人制宜"。

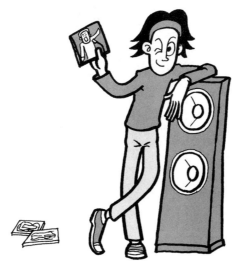

图 15-6

音乐的曲调、节奏、旋律、音量不同，对人体产生不同程度的兴奋、镇静、止痛和降压等作用。音乐治疗的音量要适宜，一般为 20 ~ 30 分贝，不要超过 60 分贝，不宜长时间用单一乐曲，避免久听生厌。可按病情确定疗程，每日听 2 ~ 3 次，每次半小时至 1 小时。一般的音乐节奏约等于人类的心跳的速率，节拍太快或太慢，都不适合，因为节奏太快会让人紧张，而节奏太慢又让人产生悬疑感。因此，作为治疗性的乐曲，必须经过严格的选择。音乐治疗机理之一就是音乐可以改变人类的情绪和行为。音乐所引起的情绪随乐调、节奏、旋律、节奏、布局、谐声及音色等因素而异。每个乐调都可表现一种特殊情绪，不同曲调、节奏、旋律、谐声引起的生理效应是不同的。国外学者研究发现，快速和愉快的乐曲可以使肌肉增加力量；音调和谐，节奏徐缓的乐曲可以使呼吸平稳；音乐优美的歌曲或悦耳动听的器乐曲可以调节自主神经，使大脑得到休息，帮助人们解除疲劳。

那么前列腺炎患者如何正确选择不同的曲目来进行音乐治疗呢？

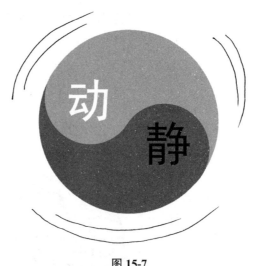

图 15-7

　　首先，在进行音乐疗法之前要选择符合自己性情的音乐，并注意"平衡性"，就像食物中蔬菜、鱼肉、水果、豆制品等营养成分要合理搭配一样，即音乐的"阴与阳"、"静与动"、"强与弱"等。

吃　药

　　药剂师配好两种药片交给老李："大的一天吃两片，小的一天吃一片。"

　　老李回到家中，把大儿子和小儿子都叫来如数分药，一边还自言自语："真没见过，大人看病，小孩吃药。"

　　其次还要根据前列腺炎患者自己的具体情况而定。例如因病痛导致精神状态不佳、情绪低落的时候，应该选择明快的乐曲来倾听。当然，不宜选择差距明显较大的音乐，而应先选择较为中性或接近中性的音乐来让患者听，以防产生较大反差，影响治疗。

　　另外，也要根据患者的文化修养水平、对音乐的欣赏能力和爱好选曲来选择适当的曲目。

　　音乐疗法中的乐曲选择要注意：

　　首先，低音厚实深沉，内容丰富；中、高音的音色有透明感，像阳光透射过窗户一样，具有感染力。

其次，音乐中的三要素即响度、音频、音色三个方面要有和谐感。即选择的乐曲要与自身的状态保持平衡性，使音乐的"阴与阳"、"静与动"、"强与弱"平衡。

另外，中医的音乐疗法是根据宫、商、角、徵、羽五种调式的特性与五脏、五行相配属的关系来选择曲目，进行治疗。如宫调式乐曲，风格悠扬沉静，淳厚庄重，如"土"般宽厚结实，可入脾；商调式乐曲，风格高亢悲壮，铿锵雄伟，具有"金"之特性，可入肺；角调式乐曲构成了大地回春、万物萌生、生机盎然的旋律，曲调亲切爽朗，具有"木"之特性，可入肝；徵调式乐曲，旋律热烈欢快，活泼轻松，构成层次分明、情绪欢畅的感染气氛，具有"火"之特性，可入心；羽调式音乐，风格清纯，凄切哀怨，苍凉柔润，如天垂幕帘，行云流水，具有"水"之特性，可入肾。

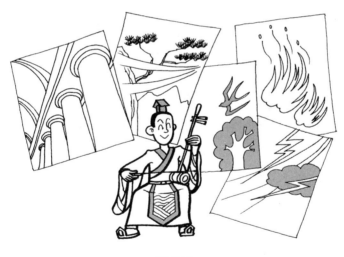

图 15-8

不同类型的前列腺炎病人，在中医辨证的前提之下，可选用适合自己体质的曲子，可运用五行配属的生克关系来选择。例如，肝火旺的患者可选择听商调式乐曲，因为商调属"金"，肝属"木"，金能克过旺之木。气血亏虚的患者可选择听宫调式乐曲，因为宫调属"土"，而脾正属土，脾土是气血化生之源，同气相求，以助生气血。

前列腺炎患者的性格各不相同，病情也有轻有重，即使是同一个人，在不同的地点、不同的时间也会有不同的情绪。这就决定了音乐疗法的不确定性。

如果患者心情浮躁、烦乱、偏激，在五行中属"火"，应选择具有舒缓、低慢、婉转、幽雅等特点的乐曲，以安神定志、镇静安眠。常用的乐曲有民族乐曲古筝独奏《春江花月夜》、二胡独奏《月夜》、高胡独奏《南渡江》以及小提琴协奏曲《梁祝》。

小知识

前列腺手术后对性功能有影响吗？

一般来讲，前列腺手术摘除后，大多都能恢复性功能，但每个人恢复都各自不同，同时也不能确保每个人的性能力都能恢复至正常。如果手术顺利而成功的话，手术一般不影响性能力。

如果患者精神抑郁，可以选择旋律流畅、音色优美的乐曲，以振奋精神、愉悦心情，这方面的民族乐曲有《喜相逢》、《赛马》、《百鸟朝凤》、《光明行》等。

如果患者易怒、气愤，可以选择一些低沉、缓慢、悲伤的乐曲，以达到"悲则气消"的效果，常用的有《二泉映月》、《小胡笳》、《江河水》等。

二、选择合适的环境

1.室内的光线要明亮柔和，不要过于幽暗。空气要清新，最好室内有些花草植物，使环境富有生气。

2.在开始聆听音乐前最好洗一把脸，清醒一下头脑；或者搓热双手，用掌心按摩颜面几分钟，效果会更好。

3.闭目养神，静坐片刻，或做几次深呼吸运动。

4.在聆听音乐时心理状态不同，效果也不相同，这是因为音乐选择和鉴赏是一种智力活动。采用积极的态度可使情绪、智力良性化。

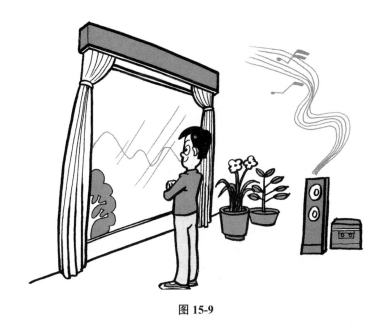

图 15-9

三、选择不同的治疗方式

1.被动音乐疗法　通过听音乐的方式使患病者的精神、神经系统得到调节，从而达到治疗和康复的目的。可根据治疗的需要和自己对音乐的欣赏能力、对音乐的爱好程度，选择一些优雅活泼的乐曲，每天抽出一定的时间，边听边闭目养神，品赏音乐中描绘的意境。是一种较为常用的治疗方式。

2.主动音乐疗法　是一种亲自参与音乐艺术之中的疗法。患者通过参与音乐行为，使患者通过歌唱、听音乐、演奏乐器以及音乐想象练习，改善机体和大脑的活动。如直接参与演奏、演唱等活动来达到治疗与康复的目的。

3.音乐电流疗法　这当中又可分音乐电流的电极疗法、电针疗法及磁场疗法等等。音乐电疗是在以上两种治疗方式的基础上结合传统的电疗、针刺疗法、磁疗等方式发展起来的，它将音乐疗法与其他疗法有机地结合在一起，各取其优点长处，使疗效更加显著。这一治疗方式在临床实践中收到了良好的效果，而且应用范围越来越广。

前列腺炎患者可根据自己的实际情况，选用不同的治疗方式。比如，喜爱欣赏的患者，可采取欣赏不同的曲目来治疗，而表现欲较强的患者可采取主动音乐疗法，主动地参与到音乐当中，使心情得到放松，达到治疗的目的。

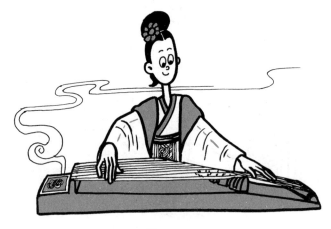

图 15-10

四、音乐治疗的注意事项

1.在选择曲目时，不宜长时间单用一曲，以免久听生厌，而应选择情调、节奏、旋律等方面协调的多支乐曲。

2.某些乐曲兼具两种以上的作用，病人应注意到这一点，避免收听有悖于病情的内容。

3.病人在收听音乐时，最好戴耳机，以尽可能排除各种干扰，使身心完全沉浸在乐曲的意境之中。

4.治疗的音量应掌握适度，一般以 60 分贝以下疗效最佳。音乐疗法的疗程一般定为 1～2 个月，也有以 3 个月为一疗程的，每周 5～6 次，音乐治疗每日 2～3 次，每次以 30 分钟左右为宜。

法国作家司汤达说："只要听到优美的音乐，我就能更明确、更高度地集中思想从事我心灵要求的写作。"音乐可以调节情志，可以养心益智，可以娱神益寿。诸位病友不妨在今后的治疗中将音乐疗法加入到您的辅助治疗中，说不准会起到意想不到的效果呢？

第十六章　前列腺炎的心理调护

什么是心理疗法

　　世界卫生组织（WHO）对于健康的定义是"身体上、精神上和社会适应上的完好状态"，明确指出健康不仅仅是躯体的健康，更包括心理的健康。WHO公布了衡量健康的一些具体标志如"处事乐观，态度积极"、"应变能力强，能适应各种环境的变化"等等，足以见其对心理健康的重视。然而现代人的心理问题却是不容乐观，时时见诸报端的自杀事件总源于脆弱的不健康的心理状态。从小处说，不健康的心理亦能影响人的生活质量，甚至引发人身体的各种疾病。研究人员认为，现代人的疾病80%是由心理原因引起的，这并不是危言耸听。现实生活中健康的普通人在日常交际中还会时常有心绪不良的情况。心理治疗就是利用语言、表情、姿势、态度和行为，影响或改变患者的感受、认识、情感、态度和行为，减轻或消除使患者痛苦的各种情绪、行为以及躯体症状，以达到恢复健康的目的。

　　1. 心理疗法的原理　心理因素是心身疾病的主要致病因素，凡是主客观不适应或个人的愿望、要求等受到阻抑而引起的心理矛盾和冲突，都可能成为致病因素。但这些心理因素能否致病，一方面取决于这些刺激的强度、频度和时限，另一方面取决于对该刺激的敏感性和耐受性。另外，身体疾病本身可以作为一种心理刺激因素，加重或诱发心身疾病，形成恶性循环。此即中医"因郁致病"、"因病致郁"的观点。

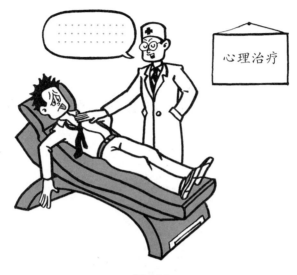

图 16-1

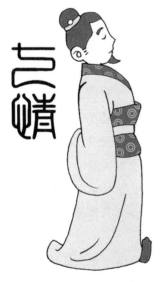

图 16-2

现代心身医学研究证明，社会心理因素的刺激超出机体耐受阈值，则引致免疫系统与激素分泌系统功能异常，神经调节功能失衡，作用于靶器官产生病理变化。最先崩溃的是个体平时最虚弱的器官组织，这些薄弱的器官组织和靶器官产生各种病理变化，并与心理因素交叉作用，形成心身疾病。疾病一经形成又成为新的刺激源，加之人格缺陷使机体敏感性增加，从而加重心身疾病的病理过程，这就是心理疗法治疗心身疾病的依据所在。采用一定的心理疗法可随着心理状态的改变而相应地改变生理状态，促进疾病的好转。

2.常用心理疗法的种类　根据心理学理论，常用的心理措施的形式有以下几种：

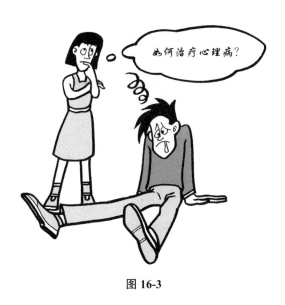

图 16-3

（1）认知疗法：即以纠正和改变患者适应不良性认知为重点的一类心理治疗的总称。心源性疾病往往来自于患者对事物不正确的观念认识，它以改变不良认知为主要目标，继而也产生患者情感及行为的变化，以促进心理障碍的好转。

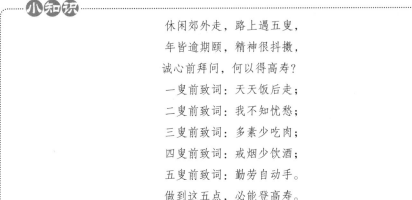

小知识

休闲郊外走，路上遇五叟，

年皆逾期颐，精神很抖擞，

诚心前拜问，何以得高寿？

一叟前致词：天天饭后走；

二叟前致词：我不知忧愁；

三叟前致词：多素少吃肉；

四叟前致词：戒烟少饮酒；

五叟前致词：勤劳自动手。

做到这五点，必能登高寿。

（2）疏导疗法：通过一定的语言沟通或采用其他形式将患者心中解不开的结打开，将不良情绪疏导出去，这就是疏导疗法，可用于各种心理问题的处理。

（3）暗示疗法：一个愿望、一种观念、一种情感、一个判断或一个态度在一个人的心中出现和起作用时，如果没有遇到任何相反的观念、相反的动机和相反的评价，就叫暗示。暗示性是人心理活动的基本特征之一，但有个体差异。暗示疗法可有外界暗示和自我暗示两种形式。

小知识

怎样确定多尿、少尿、无尿？

正常人在一般情况下，24小时尿量在1500毫升左右，若经常超过2500毫升者称为多尿。如24小时尿量少于400毫升，或每小时尿量少于17毫升，称为少尿。如24小时尿量少于50毫升或100毫升，或者12小时全无尿，则称为无尿。

（4）放松疗法：又称松弛疗法、放松训练，它是一种通过训练有意识地控制自身的心理生理活动、降低唤醒水平、改变机体紊乱功能的心理治疗方法。实践表明，心理生理的放松，均有利于身心健康，起到治病的作用。像我国的导引、印度的瑜伽、德国的自生训练、美国的渐进松弛训练、超然沉思等，都是以放松为主要目的的自我控制训练。放松疗法是对抗焦虑情绪的一种常用方法。

前列腺炎的心理问题与调护

一、前列腺炎与心理问题

一家专业治疗前列腺炎和前列腺增生的医疗机构临床调查，在上海20岁以上男性中高发的前列腺疾病的致病原因，除了饮酒、久坐、骑车等生活方式的原因外，男性自身心理障碍导致该病发生或加重的比例竟高达50%。

大家知道，前列腺炎虽不是很严重的疾病，但除一部分急性前列腺炎可以较快治愈外，多数前列腺炎常常因病人羞于就医，或治疗措施不当，导致急性转为慢性，反复发作，迁延难愈，使症状持续存在，并且变化多端。因此，该病对患者的精神和肉体有许多方面的干扰。慢性前列腺炎的一些主要症状，如持续的腰骶部、少腹部、会阴部的疼痛不适，尿道灼热或尿道口有黏性分泌液，或终末尿或初段尿有白色混浊物等，通常会让病人精神紧张，病人往往把流出的浊物当作精液，十分畏惧。这种长期存在的慢性钝痛和不适症状，常常引起病人精神紧张，焦虑不安，心情抑郁。反过来，精神紧张又可导致上述症状加重，进一步发展，就会出现失眠多梦，精神萎靡，工作时注意力不集中。一部分人还会出现性欲低下、阳痿早泄等症状，久之夫妻感情不和。未婚病人因害怕婚后性功能不良或导致不育，而一再推迟婚期，或因此不敢与女性接触而长期独身。另有一部分人怕炎症长期存在转为恶性肿瘤。由于存在这些思想顾虑，病人到处求医，长期应用各种中西药物，但大多得不到理想的疗效，反之又认为病情严重，身心负担更为加重，二者互为因果，形成恶性循环，病人也极端痛苦，常处于悲观失望之中，影响工作、学习和日常生活，这是前列腺炎患者常见的不良心理因素。

小知识

慢性前列腺炎可引起血精

慢性前列腺炎也可以引起血精，其机理与精囊炎相似。由于前列腺液是精液的一个重要组成部分，前列腺因炎症充血渗出，频繁房事引起毛细血管破裂，伴随射精前列腺液排出时的强力收缩及松弛，都可以引起前列腺液带血，进而精液中也沾染上血迹。

病人之所以心理负担过重，最主要的原因是他们对前列腺炎这一疾病没有客观、全面的认识，而且经常受到个别医疗广告的误导。解决这一问题的最有效的途径就是了解有关前列腺炎的医学知识，并学会移情易性，将注意力放在一些有价值、有意义的事情上，久之便会精神好转，心情放松，疾病也会去之大半。

清代名医俞震十四五岁时，因摄养不慎患了梦遗、咳血的疾病，24岁时一个月梦遗滑精（编者按：滑精是一种白日醒时精液自流

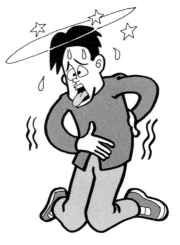

图 16-4

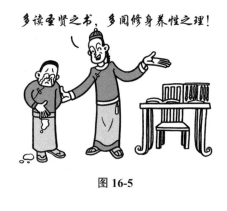

多读圣贤之书，多闻修身养性之理！

图 16-5

的疾病）十余次，每次咳痰时，都有血丝。经过长期医治，毫无起色，俞震自己也是忧心忡忡，感觉时日不多，必死无疑。后来遇到一位名医，这位名医劝他多读圣贤之书，多思修身之理。俞震听从了名医的建议，潜心研究书中义理，身体力行，久之发现书中别有洞天，兴致大发，原来心灰意冷的念头也逐渐消失，淫欲之梦也不再发作，心境日趋宁静。两年后，痼疾痊愈。读书明理是古代儒家修身养性的方法，这种方法对病人的性情具有很强的调摄作用，还能使病人的情操得到陶冶，起到积极的治疗效果，这也是现代医学常用的移情易性的方法。今人不必像古代儒家弟子一样只读圣贤之书，可以挑选一些积极健康的励志书籍、内容向上的文学作品以及与自己所学专业有关的参考书来读。吟诵以抒怀，诗词以寄志，书画以寓意，垂钓以养性，游览以怡神。这些方法同样能够移情易性，陶冶情操，有益于疾病的康复。

小知识

养生五难

名利不去为一难，喜怒不除为二难，声色不避为三难，滋味不绝为四难，神虑精散为五难。不去五难保体健，择善而有福，不求寿而自延。

另外，性心理因素与前列腺炎的发生有着极为密切的关系，这是因为前列腺炎多发生于青壮年，此年龄段正是性反应的活跃期。从解剖生理学的角度看，前列腺是男性生殖系统的附属性腺，又是内分泌的靶器官，神经、内分泌的活动直接影响着前列腺的机能。由于青壮年期的雄性激素分泌水平较高，前列腺分泌机能旺盛，在正常的性心理和规律的性行为过程中，前列腺的分泌和释放保持相对平衡，反之，性生活过度或长时间抑制，则会出现前列腺反复或连续不断的充血。前列腺充血常发生在以下几种情况：

1.有些已婚男性，因女方患病或怀孕，以及其他原因不能进行性生活，而男方性欲亢进，经常的性冲动使前列腺分泌液不断增加，聚集在前列腺及精囊内，引起前列腺过度扩张和充血。

2. 有些男性为防止女方怀孕，在射精之前中断性交，忍精不射，如此反复日久，导致前列腺慢性充血。

3. 未婚男性过度的性冲动，经常自慰，或其他不正常的性刺激，也会引起前列腺充血。

4. 有些男性认为"一滴精，十滴血"，性生活过度抑制，也会使前列腺长时间自动兴奋，造成前列腺被动充血。

性欲是人的自然生理和心理需要，《礼记》曾言："饮食男女，人之大欲存焉。"《黄帝内经》言："阴阳合，故能有子。"都说明了男婚女嫁，阴阳交合，是顺应自然性情的事情，如同吃饭、呼吸一样，是人类生存所必需的。禁欲、性生活过频、自慰过度、忍精不射，都违背了人类的自然天性，都是不可取的。认识到这一点，患者就应当避免上述几种情况的发生，顺应本性，使自己拥有健康的性心理和性生理。

二、前列腺炎患者的心理调护

人类的心理因素和生理因素是互相影响的，二者可以互相促进，也可以互相破坏。每个人都想拥有健健康康的身体，都想快快乐乐地生活。心情愉快，心境平和是可以通过一些方法实现的。

最主要的就是要放松心情，缓解压力。现代生活节奏的加快，很容易使人精神紧张，从而产生疾病。前列腺炎在压力过大，精神紧张时容易加剧病情。所以我们应该学会放松心情的方法。其实，放松心情的方法，并不难。比如当我们辛苦工作一天，回到家里，就可以在房间的某个角落，铺上一块柔软的地毯，坐上去，你就会感到生活如此美好。此时，也可以看一些让你心情愉快的书刊、杂志、画册，或听听音乐，看看 VCD。

1. 静坐　是现在流行的简单的放松心情的方法。早期的瑜伽行者和禅师，就曾经研究并发现静坐的生理效应。而这些研究成果，也在现代学者的研究中得到了印证。已经有研究指出，静坐会使呼吸次数减少，心跳减慢，增加脑电波中的 α 波，并降低肌肉紧张的程度。心理和生理是分不开的，静坐可

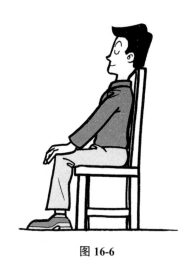

图 16-6

以增加自己的内控程度，促进自我实现，改进睡眠状况，而且在面对压力的时候，也会有更多的正向感受。静坐带来这么多的好处，你一定很想练习静坐，那么，静坐应该掌握哪些要领呢？

首先要找个舒适、安静的地方，尽量排除外界的干扰。当然这是对于初学者来说的，这样有益于初学者很快进入状态。一旦熟练以后，任何地方都可以静坐，例如在飞机上、咖啡厅、公园里甚至在公共汽车上。对于初学者来说，还必须找一把合适的椅子。因为静坐和睡觉不同，它们会产生不同的生理反应，但是为了防止睡觉，最好找一把直背的椅子，它可以帮助你把腰挺直，并且可以支撑住背部和头部。

接着坐在椅子上，让屁股靠着椅背，双脚略微伸直，双手放在膝盖上，尽量让自己的肌肉放松。若坐的地方足够大，也可选择盘腿姿势，类似坐禅的样子。然后闭上双眼，吸气时，心中默念"1"，吐气时则默念着"2"。不要故意去控制或改变呼吸频率，要很规律地吸气、吐气，如此持续 20 分钟。静坐时，头不要垂下来，要轻松地挺在脖子上或者靠在长背的椅背上。因为垂头会使头部和肩膀的肌肉不能得到有效放松。如何知道 20 分钟是否到了呢？你可以看看手表，若时间还没有到，则继续。若时间到了，则停止。在整个静坐过程中，看一两次不会影响静坐效果。以后静坐次数多了，自然会产生 20 分钟的生物时钟。千万不要用闹钟，因为静坐是让你处于很低的新陈代谢状态，闹钟声音的刺激太大。最好也把电话拔掉，不要让突然的电话声惊吓到你。

最后，当你静坐完毕时，要让你的身体慢慢恢复正常的状况。先慢慢地睁开你的眼睛，看房间中的某个固定点，再慢慢地看其他的地方。然后做几次深呼吸，伸伸腰，站起来，再伸个腰。不要匆忙地站起来，否则可能会觉得疲倦，或有不放松的感觉。而且当你的血压和心跳都很慢的情况下，突然站起来可能会产生眩晕的现象，因此，切记要慢慢地使身体恢复原状。

三大疾病袭扰男性并向低龄化扩张发展

最近的一项调查显示，前列腺疾病、性功能障碍、更年期成为危及男性健康的三大杀手，而且正在向中青年人群扩张。

通常在静坐过程中不会有什么问题产生，但若感到不舒服或头晕眼花，或者有幻觉的干扰，只要睁开双眼，停止静坐就可以了。不过，这些情况是很少发生的。有时你会想到很多杂事，纷纷扰扰的各种大事小情都会往脑子里钻，甚至忘却很久的东西也会突然来访，使你无法长久专心注意呼吸，这种现象是常见的。当你知道自己分心时，再回复到吸气时默念着"1"、呼气时默念着"2"的状态就可以了。有时候脑子里太多等待你去做的事情会让你急着想要赶快结束这20分钟的静坐，这种心理就会影响静坐效果。想一想，这些问题并不会跑掉，等你静坐完毕再去解决又有何不可呢？浮生难得半日闲，好好享受这片刻的轻松感觉吧！或许，在你静坐完，再去面对这些问题时，会觉得压力也减轻许多了。

每天最好静坐两次，每次20分钟，最好是在起床后以及晚餐前各做一次。静坐可以降低新陈代谢，所以静坐以前应该避免饮用一些含有咖啡因等刺激性物质的饮料，如茶、可乐等。另外，静坐前也不要吸烟。不要在饭后静坐，因为在吃完东西之后，会有很多血液流往胃部，而静坐则是希望血液能在全身流动，遍布手足四肢，因此饭后静坐血液的循环差，难以达到放松效果。

2. 保持精神乐观　精神乐观是人体健康长寿的重要因素之一。乐观对人体生理的促进作用主要有两个方面：一个是调整精神，摒除不利于人体的精神情志因素；二是流通营卫，和畅血气，使精神调达。气血和畅，则生机旺盛，从而有益于健康。所以古人常说："笑一笑，十年少；恼一恼，老一老"。

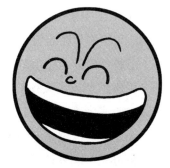

笑一笑，十年少

图 16-7

如何保持精神乐观？历代养生专家的经验是：第一，陶冶性情。在条件允许的情况下，旅游、郊外游览等活动能陶人的性情，培养乐观的性格。第二，善于解脱。第三，"近喜远恶"，即近所喜之物，远所恶之事。

　　乐观者常笑。其实笑也是摆脱恶劣心境的有效方法之一。笑是一种现代社会文化，当一个人极度低落失意的时候，笑一笑就有可能缓解气氛，调节心情。呵呵一笑，多少不快俱灰飞烟灭！笑还有许多的生理作用你知道么？美国的福莱博士指出："笑，实际上起到了全身大部分肌肉运动的效果，每当一次笑声停止，肌肉就会比笑之前放松得多，心率和血压也随之降低，这些都有益于慢性病的康复。此外，笑能够刺激人体的内分泌系统，使之产生几种有益于健康的激素、酶和乙酰胆碱，从而促进血液循环，增强机体的抗病能力，并使神经细胞活跃，把机体内部调整到最佳状态。"法国医学博士亨利·理班斯坦说："笑，是一种类似于原地跑步的锻炼，它可使肌肉强壮，脉搏加快，扩张支气管，加速肺部换气；笑，不仅等于给内脏按摩，而且也等于给小腹肌和胸大肌推拿，由于呼吸了更多的氧，因而也净化了血液。另外，笑能提高人的工作效率，驱除紧张和疲劳，对神经过敏或容易暴躁发怒的人来说是一剂良药。人在笑的时候，脑子里会产生儿茶酚胺（肾上腺素和去甲肾上腺素）和其他荷尔蒙，这些物质能使体内自行产生吗啡，有利于镇静。"根据笑的生理效果，亨利博士的忠告是："为了您的健康，不应当放弃任何开怀大笑的机会。"德国医学家研究表明，笑能增强人的心脏功能及血液循环。一个人一天笑上100次，对其心脏和肺的锻炼相当于划船10分钟。笑一次可以活动从头部到腹部的80块肌肉，笑甚至可以产生腹痛，实际是横膈膜受到按摩。从这里我们可以看出笑不仅可以运动体表的肌肉，还可以运动放松内脏。发自内心的愉悦的笑，尤其是因幽默而引发的轻松的笑，对健康是肯定有益的。最新的一项研究表明，5分钟开怀的笑可代替40分钟软弱无力的休息。近年来，许多国家创办了各种新奇的幽默组织以消除疲劳，松弛精神，增进健康。如美国健康学家创办的幽默杂志《疯狂》，被评为西方世界最佳幽默杂志。被它挖苦过的社会时弊，常成为美国公民口中流传的笑柄。许多人在操劳之余，从《疯狂》那滑稽又不庸俗、深刻又不尖锐的幽默中松弛了绷紧的神经。南斯拉夫医学博士波卡恩创办了"幽默协会"，这里的会员要求女人一天内要笑13～16次，男人则至少笑17次，报名的人纷至沓来。幽默轻松的笑，可以增加肺呼吸量，清洁呼吸道，抒发乐观的感情，使肌肉放松，消除神经紧张，驱散愁闷，有助于发挥多余的精力，并可增进人际间的感情和友谊，使人对往日的不幸变得淡漠，而对美好的未来产生向往。

很多患者在心理上有完美主义倾向，事事总是力求尽善尽美，结果将自己搞得疲惫不堪。这是要不得的。你要明白，世界是丰富多彩的，人与人也是各不相同的。正因为事物与事物、人与人的不同才构成了我们这个多姿多彩的世界。在这个世界上，从来就不存在完美的事情。即使一件事情你觉得做得很完美，可能在另一个人来看，还是存在缺陷。所以绝对的完

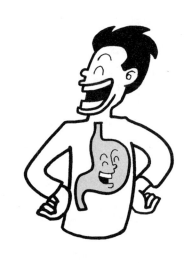

图 16-8

美是不存在的。既然不存在，为什么还要事事追求这种本不存在的完美呢？要明白，你不可能取悦所有的人，你不可能让所有的人都满意。很多人都知道这样一句话："岂能尽如人意，但求无愧我心。"其实真能做到这样的心态就很好了，何况在这个世界上，往往是"不如意事常八九"，非人力所能改变的事很多呢，所以，应该以健康乐观的心态来面对紧张的现代生活。不过度追求完美，该慢得慢下来，该放弃的要放弃，改变不良生活方式，注重生活质量，积极投入工作并懂得享受生活。

小故事

当老虎来临时

两个人在森林里，遇到了一只大老虎。甲就赶紧从背后取下一双更轻便的运动鞋换上。乙急死了，骂道："你干嘛呢！再换鞋也跑不过老虎啊！"甲说："我只要跑得比你快就好了。"

21 世纪，没有危机感是最大的危机。特别是入世以后，电信、银行、保险甚至是公务员这些我们以为非常稳定和有保障的单位，也会面临许多的变数。当更多的老虎来临时，我们有没有准备好自己的跑鞋？

3. 常做白日梦 我们所说的白日梦也就是科学上的想象疗法，这种疗法是依据现代哲学和现代心理学的理论和一定的免疫学依据提出并形成的。巴甫

洛夫曾说过："无论躯体和精神上的愉快，都可以使身体发展，身体健康。"首先，想象疗法需要在平静、充满信心、乐观的良好情绪下进行。正是这样一个前提，使人们暂时将苦恼、悲戚、郁闷等消极情绪摒弃在个人意识之外。有的人应付情绪低落的办法是避不见人，直至这种心情消散为止，以为这样可以避免因为情绪低落带给自己更多的不愉快，但是事实上，越是这样，你越是觉得郁闷，不良的情绪老是难以摆脱，以至于在很长一段时间里你都觉得透不过气

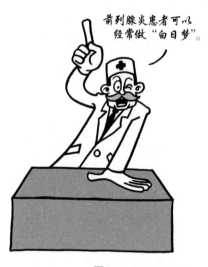

前列腺炎患者可以经常做"白日梦"。

图 16-9

来。如果你肯应用一下这种方法或许你会发现自己以前的方法有多可怜。想象疗法的进行，对前列腺炎患者而言首先要使全身放松，然后想象自己的患病部位，舒缩异常的血管开始恢复正常，血液在血管中畅通无阻，病变组织也不再肿胀充血。最后想象自己身体日渐康复、强壮。这样，每天想象 3 次，病情即会大大减轻，甚至痊愈。健康者或者处于亚健康状态的人，不妨坐在舒适的椅子上，闭目入静，想 30 分钟让你非常高兴的任何事情，想象你活力十足，能力很强，身体矫健，万事如意，使自己仿佛步入那山清水秀的美妙世界，这一切做完后，脑子非常清醒，你一定会觉得心旷神怡，精神焕发。

4.学会想象　想象是通向健康的桥梁。据现代生理学家与心理学家的研究，想象疗法还可充分发挥意识、精神、心理对人体自身生理功能的能动作用。一般人们的智力，尤其是想象力的开发利用率不高，想象疗法则把这几个方面的巨大潜力调动起来，并能增强人体的抗病能力，这就是想象疗法可治愈疾病的重要物质基础。同时，想象产生的信念，可给人们带来巨大的力量，这种由想象疗法辅助病人所确立的信念，常可产生事半功倍或意料之外的疗效。目前，随着医学模式向生物 - 心理 - 社会模式的转变与心理治疗的广泛开展，想象疗法已经日益引起国内外医学界的广泛重视。

小知识

前列腺病人"不行"是心病

一项调查显示，慢性前列腺炎患者的性功能障碍患病率达到49.0%。"其中80%～90%的性功能障碍其实是由于心理原因而非器质性病变引起的。主要因为前列腺炎有尿路刺激症状，盆腔疼痛，小腹、睾丸疼痛，过性生活时会遭遇尿路疼痛和射精疼痛，很多病人往往因为怕痛而不敢过性生活。"

5. 意志坚强 意志，指为达到某种目的而产生的决断能力的一种心理状态，包括人的自控力、毅力等内容。古人说："意志者，则精神专直，魂魄不散，悔怒不起，五脏不受邪矣。"说明意志坚强者可以避免外界的不良刺激，保持气血的流畅，增强抗病能力，预防疾病的发生。而意志脆弱，则神怯气虚，气血不畅，抗病力弱，容易遭受病邪的侵袭。由此可见，意志坚强者是有益于健康的。

现代生理学的研究证明，坚强的意志和信念，能够影响内分泌的变化，改善生理功能，增强抵抗力。研究结果表明，有的人精神上受到压力时就不知所措，不知道该怎样应付或处理才好，因而压力的持续时间比较长，情绪的波动很大，就会对身心造成损害，从而影响健康。而有的人在精神上受到类似的压力时，却能泰然处之，可以从主观上控制自己，使情绪不受太大的影响，对健康的损害自然就比较小。可见，意志坚强就能减少外界压力的不良影响，维护人体的健康。

美国芝加哥大学的行为学家苏姗娜·科巴塞对350名企业经理人进行了调查，这些人员代表了美国典型的高度紧张生活方式的人群。科巴塞让他们回答了三个问题，以了解他们的健康和情志状况。第一，与高血压和溃疡等疾病有关的问题；第二，与忧虑有关的失眠和沮丧等情况；第三，了解他们遇到了某些情况，能否控制自己的情绪。结果正像科巴塞所预料的那样，最勤恳而且总是以坚定沉着和乐观态度来对待环境变化的人，身体最健康，而工作能力最差的人，身体素质和健康状况也最差，

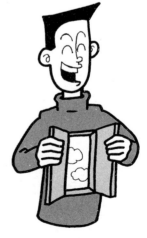

图 16-10

他们认为环境稳定、风平浪静的生活是最理想的。科巴塞认为对不会向困难低头的人来说，生活的目的不仅在于生存，而且在于使自己活得更有价值，这正是那些意志薄弱者所应该学习的。

其实，心理治疗就是人们与自我进行斗争，战胜自己弱点的过程。出现问题的时候，不要避讳或者压抑拖延。既不要以为前列腺炎只是一个小问题，也不要把前列腺炎看得多么严重，只要重视问题并采取正确的治疗和预防方法，听取医生的建议或者从我们以上介绍的方法中选择适合自己的疗法，我们完全可以战胜疾病，拥有健康的心理、健康的体魄。

第十七章　前列腺炎的预防

在本书中不止一次提到的中医经典医籍——《黄帝内经》中说："上工治未病"，"圣人不治已病治未病"。意思是说高明的医生应该防治疾病，在疾病发作之前就要发现苗头，及时控制消除病证。又说："夫病已成而后药之，乱已成而后治之，譬犹渴而穿井，斗而铸锥，不亦晚乎！"强调了防病胜于治病的思想。

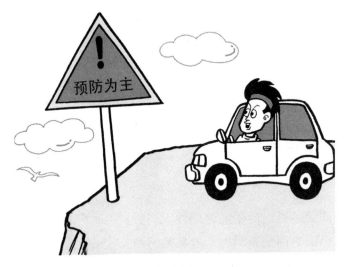

图 17-1

本病的预防非常重要，这里的"预防"包括两个方面，一个是无病防病，一个是曾得过病预防旧病复发。患者与医生需要密切配合，尤其重要的是患者的自身调护。专家告诉我们，面对前列腺炎，也不必惊慌、烦恼，只要在日常生活中学会合理、科学地自我调护，就可以很好地预防。

具体到本病的预防措施，读者在生活习惯上，应注意以下几点：

1. 多饮水　多饮水就会多排尿。浓度高的尿液会对前列腺产生一些刺激，长期不良的刺激对前列腺有害。多饮水不仅可以稀释血液，还可有效稀释尿液。

2. 不憋尿　一旦膀胱充盈有尿意，就应小便，憋尿对膀胱和前列腺不利。在乘长途汽车之前，应先排空小便再上车，途中若小便急则应向司机打招呼，下车排尿，千万不要硬憋。

3. 节制性生活　预防前列腺肥大，需要从青壮年起开始注意，关键是性生活要适度而规律，不纵欲也不要禁欲。性生活频繁会使前列腺长期处于充血状态，以至引起前列腺增大。因此，在性欲比较旺盛的青年时期，应注意节制性生活，避免前列腺反复充血，给予前列腺充分恢复和修整的时间。当然，过分禁欲也会引起胀满不适感，同样对前列腺也不利。另外，未婚男性应避免频繁的自慰，拒绝色情音像制品，保持健康的思想。

4. 多放松　生活压力可能会增加前列腺肿大的机会。临床显示，当生活压力减缓时，前列腺症状会得到舒缓，因而平时应尽量保持放松的状态。

5. 洗温水澡　洗温水澡可以缓解肌肉与前列腺的紧张，减缓不适症状，经常洗温水澡无疑对前列腺病患者十分有益。如果每天用温水坐浴会阴部 1～2 次，同样可以收到良好效果。

6. 保持清洁　男性的阴囊伸缩性大，分泌汗液较多，加之阴部通风差，容易藏污纳垢，局部细菌常会乘虚而入，这样就会导致前列腺炎、前列腺肥大、性功能下降，若不注意

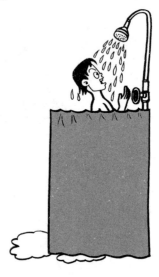

图 17-2

还会发生严重感染。因此，坚持清洗会阴部是预防前列腺炎的一个重要环节。另外，每次同房后都坚持冲洗外生殖器是很有必要的。

地狱与天堂

　　一位行善的基督徒，临终后想知道天堂与地狱究竟有何差异，于是天使就先带他到地狱去参观地狱。在他们面前出现一张很大的餐桌，桌上摆满了丰盛的佳肴，地狱的生活看起来还不错嘛，不用急，再继续看下去。过了一会，用餐的时间到了，只见一群骨瘦如柴的饿鬼鱼贯地入座，每个人手上拿着一双长十几尺的筷子，可是由于筷子实在是太长了，最后每个人都夹得到吃不到，你真觉得很悲惨吗？再到天堂看看。到了天堂，同样的情景，同样的满桌佳肴，每个人同样用一双长十几尺的长筷子。不同的是，围着餐桌吃饭的可爱的人们，他们也用同样的筷子夹菜，不同的是，他们喂对面的人吃菜。而对方也喂他吃，因此每个人都吃得很愉快。

　　7.避免摩擦会阴部　摩擦会加重前列腺的症状，让患者感到明显不适，为了防止局部有害的摩擦，应少骑自行车，更不能长时间或长距离地骑自行车或摩托车。

　　8.调摄生活　为了避免前列腺组织长期、反复的慢性充血，应尽量不饮酒，少吃辣椒、生姜等辛辣刺激性食品。由于大便秘结可能加重前列腺炎症状，所以平时宜多进食青菜水果，避免便秘的发生，必要时服麻仁丸类润肠通便的药物帮助排大便。

　　9.戒烟

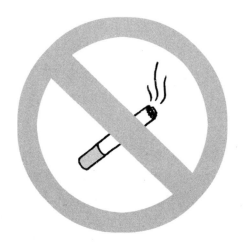

图 17-3

　　酒和辛辣食物对前列腺炎病人的危害，我们在第十章饮食疗法中讲到过，下面我们来看一下，吸烟对本病的害处。虽然人们对吸烟的危害大多有所了解，但对吸烟也可以影响前列腺的知识却知之甚少。其实，香烟中的烟碱、焦油、亚硝胺类、一氧化碳等有毒物质，不但可以直接毒害前列腺组织，而且还能干扰支配血管的神经功能，影响前列腺的血液循环，也可以加重前列腺的充血。因此，各位烟民应该戒烟了。

　　10. 起居有常　　起居，也就是生活、工作的作息，它包括日常生活中各种细节的安排。起居有常，即指人们要妥善处理好生活的各个方面，遵循生活规律，养成按时作息的良好习惯。清代医家张隐庵曾经说过："起居有常，养其神也；不妄作劳，养其精也。夫神气去，形独居，人得死。能调养神气，故能与形俱存，而尽终其天年也。"这说明了起居有常对于强身延年、增强机体免疫力非常重要。良好的起居习惯，有规律的生活方式，可以使患者保持身心健康和良好的精神状态，更好地为战胜疾病做好充足的准备。

　　一般来说，起居应包括睡眠、沐浴、衣着、房事、劳作等几方面。

　　（1）睡眠是调整人体精神气血不可缺少的一项生命活动。按我国传统的作息习惯是日出而作，日落而息，并提倡睡前以温水洗足，保持思想安静，情绪平和；睡时不当风，不对灯，不张嘴，不掩面，以右侧卧为宜等。今天科学家们坚信不疑，人体中的任何一种化学变化和物理变化都具有节律。研究表明，人体对昼夜变化的适应是遵循一定节律的，特别是对中、老年人来说，按时作息，不违背人体生理规律，有益于健康。但在日常生活中，有的人不大注意生活规律，每到夜晚不是下棋打牌，就是去舞厅蹦迪，几乎整夜沉浸于无谓的消遣之中，而白天则萎靡不振，无精打采，这就难以避免工作中的差错、事故，也对自身健康产生不良影响，从而引起机体免疫力下降。

小知识

前列腺在男性生殖活动中的作用

　　前列腺液内含有大量的透明质酸酶，有助于精子穿过子宫颈的黏液栓及卵子的透明带，这样就能促进精子和卵的结合。前列腺液的另一种物质能使精液中的营养成分容易进入精子，并转化为能量，从而增强精子的活动能力。前列腺液偏碱性，能缓冲阴道酸性分泌物，这将有助于精子在女性生殖道内的生存。

（2）沐浴就是洗发、洗澡。中医认为，经常洗澡能使腠理（皮肤）疏通，气血调畅，所以古人主张人体宜常沐浴。但洗澡也有禁忌，诸如大病初愈、体弱之人，或饱食饭后以及大汗淋漓之时，均不得以冷水洗浴。

（3）衣着不仅是人类仪表美观的外在装饰，它对人的体温还具有保暖调节作用。晋代葛洪主张"先寒而衣，先热而解"。意思是要根据季节或一日之中的气温变化，经常添减衣服。另外民间所讲的"春捂秋冻"，是指春天虽暖和，但别急着减衣，可捂暖点；秋天虽凉，别忙着添衣，不妨先冻着点。这是因为季节的转换有个逐渐变化的过程，人体也需要逐渐适应这个变化。其次，衣服应注意卫生，特别是内衣，宜经常换洗、晾晒。

（4）房事就是夫妻性生活，是生活的重要部分，倘若不知节制，纵欲过度，势必导致"耗散其真，半百而衰"。古医书曾对此有所归纳，叫做"欲不可绝，欲不可早；欲不可纵，欲不可强。"又指出，在酒后、恼怒、疲倦、紧张，或有病、体弱、年老、妊娠等情况下，更应注意节制。

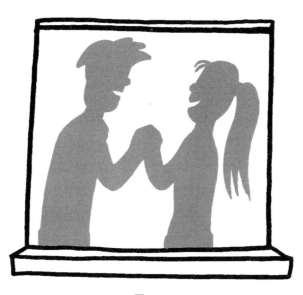

图 17-4

（5）良好的起居习惯，还包括劳逸结合，必须要有劳有逸。唐代孙思邈说："人欲劳于形，百病不能成"。说明适当的活动有益身体。但当动不动，或动而过度，则又可导致"五劳所伤"。所以汉代华佗又说："人体欲得动摇，但不当使极耳"。强调劳逸不可偏废，不能过于安逸，也不能过于劳累。无论脑力劳动还是体力劳动，都不能过于疲劳，否则，便会生病。中医所谓"劳则气耗"就是说的这个道理。但是"不妄作劳"并非什么都不做，古人提倡的是"常欲小劳"，不仅要"学而不怠"，而且应尽可能做力所能及的体力劳动。在现代养生中，生活起居占有极其重要的地位，现代人的生活起居特别要注意劳逸结合，这样才能更好地提高免疫力。

最后，有一首"八多八少"的歌谣，大家不妨参照一下：少烟多茶，少酒多水，少糖多果，少肉多菜，少盐多醋，少怒多笑，少药多练，少车多步。

在全书结束之际，相信大家对前列腺炎这一疾病已经有了一个全面、客观的认识，已经掌握了对付这一疾病的有力武器，相信广大患者已经树立起战胜疾病的信心，在不久的将来，一定能够重新拥有健康，拥有幸福！